認知症のリアル

時をかける
おばあさんたち

近藤靖子
YASUKO KONDO

幻冬舎MC

認知症のリアル

時をかけるおばあさんたち

まえがき

この本は、私が2年余りにわたって自分のブログで綴ったエッセイをまとめて「認知症のリアル」と題して再編集したものです。エッセイはもともと3つのテーマに沿って書きました。

①認知症や高齢者医療にまつわる「認知症のリアル」、②私と同じアラカン（還暦前後）世代の健康の維持や増進にまつわる「やっぱり健康がいちばん！」、そして③日常生活のなかのちょっとした楽しみにまつわる「日常生活のほっとアクセント」です。今回1冊の本にまとめるにあたって、④「今役立つ認知症のアドバイス」を追加しています。

また、エッセイで登場する専門的な言葉についての簡単な説明を「認知症ミニ知識」として第1章に追加しています。

そもそも認知症をテーマにしたのは、私が日常的に認知症高齢者の診療を外来だけではなく、施設や個人宅への訪問診療でも行っているので、医療だけではなく介護に関しても適切なアドバイスができるだろうということがあります。

私は日頃から、高齢者認知症のご家族の認知症に対する認識や今後の見通しが浅すぎるのではないか、甘すぎるのではないかという実感がありました。「今まで長生きしてきたります。近い将来には必ず今より症状が進行して、より介護の負担が大きくなるので、それを予測し、より充実した介護のプランを計画して準備をしていくことが重要です。

介護の負担が軽いうちは、家族の方が１人だけで介護をしていることもありますが、負担が重くなってくるとすべて１人で担うのは非常に困難になってきます。認知症高齢者の方にデイサービスやショートステイで施設に出かけてもらうか、家にヘルパーや訪問介護サービスなどに来てもらうなど、有効に介護資源を活用しましょう。

２つめのアドバイスは、認知症が中等度以上に進んできた場合に、これがその方の人生の最終段階であると認識するということです。平均的には、認知症の症状が出てから数年から長くて10年ほどの余命であるとされています。

認知症高齢者の方との貴重な残された時間を、ご本人が好きなことをできるように環境を整えたり、一緒に写真を見ながら思い出を語ったりするなど、残りの日々を大切に過ごしてもらう時間にしてほしいと思います。

さて、第2章の「やっぱり健康がいちばん！」と第3章の「日常生活のほっとアクセント」は、私自身興味があり心がけていることや経験に基づいて書きました。

私もアラカンで、若い頃より体力も気力も衰えてきているのを感じます。その一方で、幸い若い頃よりも子育てや教育などのしがらみはなく、人生で何かをする時間はまだ十分にありそうです。

体力の衰えや身体の小さな不具合は自分で工夫してケアすることによって、そして楽しみを見つけて精神的にリフレッシュして、より快適な老後、いやゴールデンエイジを過ごしたいと思います。

さらにこれらのエッセイがより多くの方々に有用であれば幸いです。

目次

第1章

認知症のリアル

この章では、私が高齢の方々の外来および訪問診療で感じたこと、考えたことを、医学的な情報も交えて記しています。

高齢になると次第に足腰が衰え介護が必要になってきたり、認知症っぽい症状を示し見守りが必要になってきたりと、ご家族の負担や心配はだんだん大きくなってきます。その際に、「これからどうなっていくのだろう?」「どういうふうに対応すればよいの?」「もっと介護が大変になった場合に、どんなチョイスがあるの?」など、疑問や問題点が出てくると思います。

そんな場合に、ここで述べたことが、皆さんが考えたり工夫したりするヒントになれば幸いです。認知症の基礎的なことについては、その1「バーチャル認知症外来」と、そのすぐ後の認知症のミニ知識を読んで下さい。

その1 バーチャル認知症外来

もし身近に認知症高齢の方がいなくても、「認知症」はニュースなどでよく聞く言葉ですが、正確な定義は一般的にはあまり知られていないようです。

実は「認知症」というのは一つの病気の名前ではなく、「脳の働きが低下して日常生活に支障がある状態」のことをいいます。自力では「日常生活に支障がある」ので、本人ができなくなったことを誰かが代行したり介助をしたりして、日常生活をスムーズに送れるようにすることが必要になります。

認知症の症状は、「認知機能障害または中核症状」と「精神症状、行動障害または周辺症状」に分けられます。前者の「認知機能障害」は、脳神経細胞が変性したりなくなったりすることの直接の結果として起こる機能障害で、記憶障害や見当識障害、実行機能障害、失認、失語、失行などがあります。

記憶障害は、新しいことを覚えられなかったり、つい先ほど起こった出来事を忘れてしまう症状で、何度も同じことを言ったり聞いたりします。見当識障害は、時間・場所・人が分からなくなるものです。時間がいつであるか、場所がどこであるか、そして人が誰であるかが答えられなくなります。実行機能障害は、交通機関を使って移動したり、料理などの家事の段取りをつけて行動することができなくなります。失認はものが何か分からない、失語はものの名前が出てこない、失行は服の着方が分からなかったり、家電器具などの道具が使えなかったりします。

後者の「精神症状、行動障害」は、抑うつや不安・焦燥などの感情の大きな変化や、妄想や幻覚、幻視、幻聴などの精神症状、そして徘徊《はいかい》や異食、暴言や暴力などの行動障害などがあります。

以下に実際の患者さんたちの症状やご家族の対応の仕方を、「バーチャル認知症外来」と題してまとめてみました。

認知症の疑いで私たちのクリニックを受診される場合には、「物忘れがひどくなってきました」という訴えがいちばん多く聞かれます。しかも、2、3年前からとかこの1年特にひどくなってきた、などと症状の進み方は比較的ゆっくりであることが多くみられます。
私たちのクリニックでは、ご家族とともに来院してもらい、まず病気の問診とともに生活全般についての問診を行います。独居なのか家族と一緒に住んでいるのか、また家事や金銭の管理は誰がやっているのかなどということです。

次に長谷川式認知症スケールなどの知能テストを行い、血液検査を実施します。問診で聞き取った家庭環境や今までの生活歴、そして今の病状と知能テストの結果で、認知症があるかどうか、あるならばどの程度かという大まかな判断をします。現在生活に支障があればそれの対処法をアドバイスし、今後の介護環境を整えるよう準備を促します。

認知症をきたす原因となる病気は、アルツハイマー型認知症がいちばん多く、全体の60%以上を占め、脳梗塞《こうそく》や脳出血などの脳血管障害を加えると80%以上となります。そのほかレビー小体型認知症や前頭側頭葉型認知症、脳腫瘍《しゅよう》や精神疾患などの脳の病気もあります。

これらを調べるためには頭部ＣＴ検査やＭＲＩ検査が必要なので、これらの検査をまだしていない方には、総合病院神経内科に紹介して精査をすすめます。その結果、慢性硬膜下血腫や正常圧水頭症などの病気が見つかり、手術によって症状が改善することもあります。

また、甲状腺機能低下症というホルモンの病気や電解質のバランス異常などの全身疾患から認知症をきたすことがあるので、血液検査を行って調べます。さらに、糖尿病、脂質異常症、高血圧症などのメタボ疾患があると認知症になりやすかったり、認知症状が進行しやすかったりするので、これらの病気についてもチェックします。

長谷川式認知症スケールという知能テストは10分ほどでできる簡単なものですが、本人の協力があれば、短期記憶力、日時や場所の見当識、計算能力、語彙《ごい》力などにつき調べることができます。30点満点で、正常の人の平均値が25点、20点以下が認知症という目安になっています。

以下に、実際の症状と知能テストの点数、そして対応したアドバイスの例を記します。数値や症状などは個人差とその幅があるので、あくまでも目安です。

Ⅰ．年相応または認知症前段階　25点程度

物忘れはあるがそれを自覚しており、質問にも自分で的確に答える。

物忘れの症状は「人の名前がパッと出てこない」「物を置いた場所を忘れて探さなければ出てこない」「しようと思っていた用事を忘れてしまう」などで、特に生活に支障はない。

アドバイス メタボ疾患があれば治療してコントロールを。社会活動や人付き合い、趣味や外出などの活動的な生活がおすすめ。現在のコロナ禍がある状態では、家事や庭仕事、体操なども良いと思われる。物忘れが心配であれば、予定や覚えておくべきことをメモする

などの工夫をしてもらう。

Ⅱ．軽度認知症　15－20点程度

年齢や日付けなど答えられない質問には、家族の方を振り向いて教えてもらおうとする。

本人は、認知症状で生活に支障があるという自覚はあまりない。

同じことを何度も言う、聞くなどのひどい物忘れがある。

新しいことは覚えられず、昨日あったことの記憶がすっぽり抜けたりする。

日付けや時間を覚えられなかったり間違えたりする。

金銭管理や服薬管理が自力では困難になっている。

味付けが変だったり、お鍋を焦がしたりして、調理で失敗する。

家電製品の使い方がわからなくなったり、今までできていたことができなくなったり、しなくなったりする。

食事、入浴、排泄などはほぼ自分でできる。

アドバイス　金銭や服薬の管理は代行や手助けが必要。物忘れは覚えられないことからきているので、家族は「何度も聞いた、言った」と指摘せずに穏やかに対応するように。認知症は今後進行することが予想されるので、デイサービスに参加して他人からのケアや、自分と同様の人々の団体生活に慣れていくことがおすすめ。（本人の施設入居などの準備の意味と家族に休養を与える側面がある）

Ⅲ. 中等度認知症　10－15点程度

物忘れはひどく、置き忘れた物を誰かが盗ったという「物盗られ妄想」が出る。
そこにいない人が見えたり、声が聞こえる、と言う。
理解力・判断力が低下し、季節に合った服を選ぶことができない。
場所もわからなくなり、徘徊したり近所で迷子になったりする。
入浴を嫌がったり適切にできていないが、本人はできていると言い張る。
時に尿失禁、便失禁が見られる。

アドバイス 家族の介護の負担が重くなってきているので、デイサービスを増やしたり、お泊まりのショートステイを利用したりする。ケアマネージャーに相談して施設の見学をしたり費用などの情報を集めて、施設入居の準備をする。

Ⅳ. 高度認知症　数点程度（10点未満）

理解力が著しく低下しており、人の見分けがつかなかったり、意思の疎通が困難になってくる。尿便失禁が見られ、ほぼ寝たきりのこともある。車いすや寝たきりの場合には、施設に入居されていることも多い。
食事、移動、排泄などの日常生活動作全般に介護が必要。

アドバイス 介護の負担がかなり重く、施設入居が適切だと思われる。（デイサービスと

ショートステイをフルに使って自宅でケアしている場合もある）

認知症の最終段階では、自力歩行ができなくなり、車いすや寝たきりとなります。廃用症候群と言って使用しない手足の筋力が落ち、次第に動かすのが困難になってきます。高齢と認知症の進行で嚥下《えんげ》困難をきたし、誤嚥性肺炎を繰り返すこともあります。

身体的な疾患で亡くなる方も多いですが、認知症だけが進行する場合には、語彙がなくなってしゃべれなくなり、自力で動けなくなり、飲み食いもできなくなり、最終的には死に至ります。

食事や水分摂取が十分にできなくなったり、誤嚥を繰り返すような状態になると、施設側やかかりつけ医から胃ろうなどの延命治療の希望につき確認されます。キーパーソンである方が確信を持って希望を伝えられるように、認知症が進行する前に本人に希望を確認することが重要です。

また、亡くなった後に、認知症が進行して亡くなったということよりも、その人本来の人柄や好きだった事柄、その人との思い出などを大事にしてあげてほしいと思います。

認知症ミニ知識

ここでは認知症の基礎知識を簡単に説明します。認知症の知能検査の一つである「長谷川式認知症スケール」、アルツハイマー型認知症の国際的なステージ分類「ＦＡＳＴ」、「アルツハイマー型認知症　研究の歴史」そして「認知症の治療およびケア」についてです。

長谷川式認知症スケール

認知症の検査に使われる知能テストは何種類かありますが、その中でも日本で特に良く使われているのが、長谷川式認知症スケールと呼ばれるものです。これは日本人医師の長谷川和夫先生によって考案されたものです。このテストの設問は以下の9問です。【　】内は検査している認知機能や知能の種類です。全問正解で30点になります。

1. お歳はいくつですか？（正解で1点。2歳までの誤差は正解）
2. 今日は何年の何月何日何曜日ですか？（それぞれ1点ずつ計4点）【日時の見当識】
3. 私たちが今いるところはどこですか？（自発的にできれば2点、5秒おいて家ですか？　病院ですか？　施設ですか？　この中から正しい選択をすれば1点）【場所の見当識】
4. これから言う3つの言葉を言ってみて下さい。（それぞれ1点ずつ計3点）後でまた聞くのでよく覚えておいて下さい（以下の系列のいずれか一つ）
1：桜・猫・電車　2：梅・犬・自動車　【3つの言葉の記銘】
5. 100から7を引くといくつになりますか？　それからまた7を引くと？（それ

ぞれ1点ずつ計2点）【計算】

6．私がこれから言う数字を逆から言って下さい。（6－8－2、3－5－2－9を逆に言ってもらう、3桁の逆唱に失敗したら打ち切る。それぞれ1点ずつ計2点）【数字の逆唱】

7．先ほど覚えてもらった言葉をもう一度言って下さい。（自発的に回答があれば各2点、ヒントを与えて回答があれば各1点）植物・動物・乗り物【3つの言葉の想起】

8．これから5つの品物を見せます。それを隠しますので何があったか言って下さい。（時計、鍵、鉛筆、スプーン、歯ブラシ等相互に無関係なもの）（それぞれ1点ずつ計5点）【5つの物品記銘】

9．知っている野菜の名前をできるだけ多く言って下さい。（途中で詰まり、約10秒待っても答えない場合にはそこで打ち切る）0～5＝0点、6＝1点、7＝2点、8＝3点、9＝4点、10＝5点）【言葉の流暢《りゅうちょう》さ】

認知症のない正常な人の得点の平均は25点、20点以下が認知症という目安になっています。このテストだけでは重症度分類は行わないことになっていますが、15点が中等度の認知症の平均値、10点以下では高度の認知症とほぼ推測できます。

この検査は手軽にできてとても有用なので、私も初めての患者さんで認知症が疑われる方にしばしば行っています。認知症が次第に進んでくると得点も下がってくるので、症状が進行した場合や書類の作成を頼まれた場合にも行い、ご家族に点数の変化を説明するとわかりやすいと言われます。

アルツハイマー型認知症は、次第に進行する変性疾患なので、１年で平均２～３点下がると言われています。また、いつも正確に判断できるかというと、患者本人に協力してもらわなければいけないので、十分な協力が得られない場合には正確な結果が出ないことがあります。

例えば、いくつかの質問に答えられないと腹をたてたり、嫌になって続けられなくなる方がたまにいます。また、抑うつ傾向の患者さんでは、最初からやる気がなかったり、途中でくじけてしまって黙り込んだりして、低い点数になってしまうことがあります。

逆に認知症の症状はあるのに、この検査の点数は正常範囲内と良く、検査してもらった医師に「正常です」と言われ家族が困惑することもあります。

私が経験した例では、患者さんはメンタルな症状が強い方で、物盗られ妄想が著しく家族の１人を責め続け、度々暴言暴力に発展するということでした。症状からは明らかに認知症が疑われましたが、知能テストでは正常値で、診察時の態度も良いので、最初に行ったクリニックでは認知症とは判断されなかったのだと思われます。認知症の診断はこのように判断が難しいこともあるので、認知症の診療に慣れた神経内科や、メンタルな症状が強い場合には心療内科などで相談するとよいと思います。

アルツハイマー型認知症の病期分類　FAST（Functional Assessment Staging）

アルツハイマー型認知症の進み方については、ＦＡＳＴと呼ばれる国際分類があります。これは認知機能が正常からアルツハイマー型認知症の最終段階までを7段階に分類し、それぞれに特徴的な症状も日常生活に即したわかりやすい記述となっています。


ステージ1は正常で、主観的および客観的に認知機能低下がない状態です。

ステージ2は年齢相応で、物の置き忘れを訴えたり、単語がすぐに出なかったりします。

ステージ3は境界状態で、熟練を要する仕事で認知機能低下が同僚によって認められる、新しい場所に旅行することは困難な状態です。


ステージ4からは認知症となります。

ステージ4は軽度のアルツハイマー型認知症で、夕食に客を招く段取りをつけたり、家計を管理したり、買い物をしたりする程度の仕事でも支障をきたします。

ステージ5は中等度のアルツハイマー型認知症で、介助なしでは適切な洋服を着ることができない、入浴させる際になだめすかして説得することが必要なこともあります。

ステージ6はやや高度のアルツハイマー型認知症で、不適切な着衣が見られ、入浴を嫌がり、トイレの水を流せなくなったり尿便失禁が見られたりします。

ステージ7は高度のアルツハイマー型認知症で、言語機能の低下（しゃべれる言葉が数語から一語に減ってきます）、歩行能力の低下、ついで着座能力の低下、笑う能力の喪失、と進み、昏迷および昏睡となって最終的には死に至ります。

ステージ４からの認知症の症状や対応についてもう少し詳しく説明すると次のようになります。

ステージ４　軽度のアルツハイマー型認知症では、記憶障害、特に短期記憶障害が目立ってきて「何度も同じことを言う、聞く」という症状が出てきます。ご家族が同居または近くにいる場合には、このあたりのタイミングで病院を受診することが多いです。しまい忘れや置き忘れも多くなり、薬やお金の管理もうまくできなくなります。料理で失敗してお鍋を焦がしたり、味付けが変だったり、買い物で同じ物を何度も買ったりします。

この段階では、家族などが薬や金銭の管理をしたり、家事も誰かが見守ったりして、もし本人が失敗しても安全なことだけを任せるようにするとよいと思います。この期間は、平均２年間ほどです。

ステージ５　中等度のアルツハイマー型認知症になると、自分の身の回りの日常生活でも支障が出てくるので、声掛けや見守りなどの介助が必要になってきます。季節に合った服を自分で選べなくなり、夏なのに何枚も着込んでいたりします。入浴も忘れたり、嫌がったりします。

声掛けや介助を素直に聞いてくれればよいのですが、理解力も低下してきているので、介護に対する抵抗が見られたり、嫌なことに対して声を荒げたり、暴力が出たりすることもあります。その他、物盗られ妄想やいない人が見えるなどの幻覚、昼夜逆転や徘徊などといった異常行動もこの時期にしばしば見られます。この中等度の時期は1年半ほどです。

ステージ6とステージ7の高度のアルツハイマー型認知症では、尿便失禁が見られたり、言語能力が著しく低下してコミュニケーションを取るのが困難になってきます。この段階では介護の負担も相当重くなるので、高齢の家族がケアするのはかなり大変になります。何人かの家族でケアをするか介護サービスを充実させる、または施設でのケアが適切でしょう。

アルツハイマー型認知症　研究の歴史

アルツハイマー型認知症研究の歴史を紐解くと、この病気は20世紀初めにドイツのアロイス・アルツハイマーという医師によって初めて報告されました。患者は初老の女性で、嫉妬妄想や記憶障害を呈し、4年後に亡くなりました。

アルツハイマー博士はその症例の脳の病理解剖所見として、①神経細胞の変性消失とそれに伴う大脳萎縮、②老人斑と呼ばれる細胞外沈着物、そして③細胞内の神経原線維変化の3つの特徴が見られたことを学会で発表しました。簡単に言うと、①神経細胞がなくなって脳が縮む、②神経細胞の外に老人斑という異常な物質が溜まり、③神経細胞の中では繊維状の塊が見られる、ということです。

その後のさまざまな研究によって、今では②の老人斑はアミロイドベータという物質、③の神経原線維変化はタウと呼ばれる蛋白質がリン酸化されたものが沈着していることが明らかにされています。これらの所見はその後、アルツハイマー型認知症の患者の脳に広く見られることが確認されました。

そして、２００２年には「アミロイドベータ仮説」が提唱されました。これは、前述②のようにアミロイドベータが脳に沈着することが原因で神経細胞が変性し消失しているのではないか、という仮説です。さらにこのアミロイドベータの沈着によって前述③のタウ蛋白質のリン酸化も起こっているという仮説でした。この「アミロイドベータ仮説」が今でも最も重要視されており、アミロイドベータの沈着を阻止するいろいろな薬剤が研究、開発中です。

ところがこれまでのところは、どれも効果が十分でない、または副作用が大きく臨床に使えない、といった残念な結果になっています。また、アルツハイマー型認知症患者にアミロイドベータの沈着が見られない症例もありました。そこでむしろタウ蛋白質のリン酸化こそが原因であるという「タウ仮説」も提唱され、こちらも研究、開発中です。

これらとは別の研究経路から生み出されたのが、ドネペジル（製品名はアリセプト）など現在アルツハイマー型認知症の薬として使用されている数種類の薬物です。

１９７０年代後半に神経伝達物質の研究が盛んに行われ、そこから生み出されたのが「コリン仮説」です。これは、アルツハイマー型認知症患者の脳ではアセチルコリンという神経伝達物質の働きが低下している、という研究結果から導き出された仮説でした。この仮説によって開発されたのが、現在患者に使われている、アセチルコリンを分解する酵素であるコリンエステラーゼの阻害薬です。ドネペジルのほかに、ガランタミンやリバスチグミンなどがあります。

認知症の治療およびケア

認知症、なかでもいちばん頻度が多いアルツハイマー型認知症は、神経変性疾患に分類されている病気です。ほかの神経変性疾患である多系統萎縮症（以前は小脳脊髄《せきずい》変性症と呼ばれていました）や筋萎縮性側索硬化症（ＡＬＳとして一般にも知られています）と同様に、はっきりとした原因は不明ですが、次第に神経細胞が変性・消失し、症状が進行していく病気です。根本的な治療法はまだ研究、開発途上にあります。記憶力や理解力、判断力がだんだん衰えていくので、日常的なケアが重要です。

日常的な方針としては「パーソンセンタードケア」と呼ばれる、いつでもどこでもその人らしく暮らせるような支援が望まれます。もう少し具体的には、その人を尊厳を持った大人として尊重すること、生活環境を整えてできるだけ好きなことをさせてあげるようにすることなどです。

認知症が軽度であれば、その人が自立できることやリハビリに協力し、できるだけ自力での日常生活レベルを維持するサポートが役立ちます。地域のデイサービスなどのアクティビティに参加することも有用です。認知症が中等度に進行したら、着替えや排泄、入浴などの日常生活に必要な動作に関しても声掛けや見守り、部分介助などが必要になってきます。高度の認知症では、さらに食事や移動などにも部分から全介助が必要になってきます。個々の症例に対するケアの実際や提案については第4章で紹介します。

薬物治療としては、近年アルツハイマー型認知症治療薬として数種類の薬が使えるようになっています。認知機能低下に対してコリンエステラーゼ阻害薬と呼ばれるアリセプトやリバスタッチパッチなどの薬や、作用機序が異なるメマリーといった薬が使用されており、これらは認知症の進行速度を遅くする効果があるとうたわれています。

認知症患者の家族も薬を飲んでいれば安心と思っていることが結構あります。ところが実際には目に見えるような明らかな効果には乏しいことが多く、薬を飲んでいてもやはり症状は進行します。私たちの経験でも、薬の服用前後で特に認知症状は変わりがないことがほとんどです。

コリンエステラーゼ阻害薬の副作用としては、胃腸障害や興奮などが出ることがあり、薬を中止することがあります。長期にわたって服用していても認知症状は結局進行していくので、実際にどれほどの効果があるかの判定は困難です。

一方、メマリーはほかの薬とは作用機序が異なり、過剰になっているグルタミン酸による神経細胞へのシグナル伝達を抑制する働きがあるとされています。こちらも認知機能が改善するような効果は得られにくいですが、興奮状態の抑制や幻覚の改善効果が多少認められる場合があります。

これらの認知症の薬の効果は、残念ながら、国際的にも十分だとは認められていないようです。例えば、フランスでは２０１８年にこれらの薬は保険適応から外されました。むしろ介護対応のほうが費用対効果が高いから、という判断のようです。薬を飲んでいても結局認知症は進行するので、むしろ介護の充実に目を向けるほうが良いのではないかと思われます。

一方、認知症の周辺症状に対しては、抑肝散《ヨクカンサン》という漢方薬や抗精神病薬などが使われ、効果が見られた場合に継続されています。抑肝散は、子供の疳《かん》の虫にも使われる漢方薬で、私たちの経験では半分ほどの症例に効果があるようです。

抗精神病薬は、幻覚や妄想、感情の大きな変動や暴力を抑えるため、セロクエル、エビリファイ、リスパダールなどが処方されます。これらは効果がしっかり出ることも多いですが、ふらつきや傾眠、便秘などの副作用も出やすいので注意が必要です。私たちのクリニックでも、認知症による精神症状や異常行動がとても強い場合には、精神科に紹介して薬を調整してもらうことが多々あります。

その２　時をかけるおばあさんたち：昔の記憶の中で生きる

認知症、なかでもアルツハイマー型認知症では、まず、物忘れがひどいという特徴があります。軽い物忘れは、中年以降の方であれば、身に覚えがあると思いますが、アルツハイマー型認知症が進行してくると、並みではない「ひどい物忘れ」が目立ってきます。食事の内容を思い出せなくても単なる物忘れですが、食事をしたこと自体を忘れてしまうのが認知症である、とよく説明されています。

私たちの行っている訪問診療では、月に2回診察がありますが、長年診察していても私の顔を覚えてくれず、行くたびに「初めまして」と挨拶をする人がいます。また、そばを通り掛けに「○○さん、お元気ですか？」と呼びかけると、「あれ、なんであたしの名前知ってんの？」と不思議がる人もいたりします。

このように新しく人の顔を覚えるのは苦手です。その代わり、昔の記憶に関してはとっても鮮明で、生き生きと語ってくれます。

グループホームは、認知症の人々をケアするために特化された施設です。特に軽度認知症の人たちが、家族的な雰囲気の中で、家事を手伝ったりしながら生活する施設です。あるグループホームに入居しているおばあさんは、東北の生まれ育ちで、「女学校にはスキーで通っていた」と診察のたびに教えてくれます。

この方は、丈夫な身体が自慢で、「あたしは病気をしたことがない、風邪もひいたことがない。一度風邪をひいて、『お母さん、大丈夫？』と優しくしてもらいたい」というのが口癖です。

ある日本当に風邪をひいて、ゲホゲホと咳をしながらも、本人の病識はゼロで、「あたしは病気をしたことがない」と言いながら施設内を歩き回り、結果的に風邪を広めることになってしまいました。

また、若いころにしていた仕事を、今も続けているかのように思い出している人も多々見られます。農家だったおばあさんは、私に「朝から畑へ行ってきた」と報告してくれます。ちなみに「畑に何かいましたか？」と尋ねてみると、「狸がいた」とのお返事。

また、長年お花の先生をしていた方は、診察時に優雅に脚を組んで座り、「生徒さんが待っていらっしゃるから」と今からおけいこの予定があるかのようです。それぞれ、自分の人生の、いわばハイライトの時に浸っているようです。

アルツハイマー型認知症では、脳の海馬という部分が障害されるので、海馬の担当である、「新しいものごとを覚える」ことや「最近の記憶を蓄えておく」ことが苦手になります。昔の記憶はそれ以外の脳の部分に蓄えられており、比較的良く覚えています。というよりも、昔の記憶をその都度取り出し、何度も何度も反芻《はんすう》しているので、より強固で生き生きとした記憶として心に刻まれているようです。まるで昔の記憶の中で生活しているみたいなものかしら、と想像してしまいます。

そうすると、前にテレビや映画にもなった、『時をかける少女』のおばあさん編（？）などと思ったりします。つまり、『時をかけるおばあさんたち』でしょうか。

では、おじいさんはどうでしょうか？　昔の出来事のおしゃべりをしてくれるのは圧倒的におばあさんが多く、おじいさんは返事も最小限程度だったり、頷いたりする程度のことが多いです。従って、どんな記憶の世界を持っているのか、こちらからは伺いにくいです。

ただ、少数ながらおじいさんにもおしゃべり好きの方はいます。貿易会社の社長を長年していたおじいさんは、各国を巡り5ヵ国語を話し、とても話好きで話をしだすと止まらない、という方でした。インドやインドネシア、ベトナムへも行ったそうですが、次第に認知症が進行してくると、具体的な国名は出にくくなってきました。でも、とっても社交的で、機嫌よく挨拶をしてくれます。

2週間に1回診察があるのですが、「やあ1年ぶりだね」とか「3年半ぶりだね」とか適当ですが、久々感が出ていました。施設の職員の話では、その方はエレベーターに乗ろうといつも扉が開くのを横で待っているそうです。理由は、エレベーターを見ると会社のエレベーターを思い出し、仕事で別の階に移動するところと思っているのであろうとのことでした。

認知症が進行してくると、新しい出来事は覚えにくくなりますが、出来事によっては、結構覚えていることもあります。それは、嫌な出来事や不満、恨み言などです。

ある時から診察のたびに、「食事を載せるカートに足を踏まれて、歩けなくなった」と訴える男性がいました。ほかのことは忘れているようですが、踏まれたことだけは、何度も何度も数ヵ月間診察のたびに訴えていました。こういう嫌な出来事は、その時感情の動きが大きく、情動と関連が深い扁桃体《へんとうたい》という脳の部分が活性化され、隣接している海馬を刺激し、記憶に刻まれやすいそうです[*1]。

現役で社会生活を送っている私たちの記憶は、どうでしょうか？　仕事をしている時は、していることに関しての考えに集中して、ほかのことはあまり意識にのぼってきません。そして、仕事を仕上げるためには、仕事に関する記憶は必須です。もし、1時間前にしたことや昨日したことを忘れたりすると、仕事をスムーズに継続するのが困難になります。本を読んだり、ドラマを見たりするのも、登場人物や設定などを忘れてしまうと楽しめなくなります。

一方、昔の記憶に関してはどうでしょうか？　昔に関する話題を誰かと話したり、写真を見たり音楽を聴いて思い出したりなど、必要な時には記憶を紐解いて思い出すことができます。それぞれの時間や事柄に対する記憶は、いわばそれぞれのタンスの引き出しの中にきちんと整理されているようなものだと思われます。そして、必要に応じて適切なタンスの引き出しを開けて、必要な記憶を取り出すように思い出しています。

一方、高齢になり、認知症が進んでくると、一つには時間の見当識が障害され、時間の感覚が自覚されにくくなります。新しい記憶はあまり残らないので、心に浮かんでくるのは、過去の日常生活の記憶や、特に心に残った事柄が繰り返し思い出されます。まるで、毎日心に浮かんでくる思い出の中で生活しているかのようではないでしょうか。もし自分がそうなったら、できれば楽しい思い出に浸って毎日を過ごしていると良いなあ、と思います。

その3　高齢者の幼児返り

私は3歳になる孫がいて、日々の成長の様子を見せてもらっています。一方で高齢者の方の診療をしていると、高齢者と幼児に類似点があるなあ、と思うことが多々あります。それは、一般的に、「高齢者の幼児返り」と言われているようです。

例えば、幼児も高齢者も自己中心的であったり、依存心が強かったりするところが似ていると思います。両者ともに、一般の社会人の生活環境と比べると限られた範囲内での生活となるので、思考が狭くなりがちです。幼児は精神機能がまだ発達途上であり、高齢者は精神機能がピークから衰えてきている、という違いはありますが。

また、私の患者は高齢者でも要介護者が多いので、日常生活に何らかの介助や介護が必要です。すると誰かに依存しなければ生活できないという点は幼児と同じなので、依存心が強くなるのも当然ではあります。

また、同じことを何度も言ったり、聞いたりするのも、似ているなあ、と思います。高齢者の場合には、難聴があったり物忘れがあったりもするので、もちろん幼児とまったく同じというわけではありません。
でも、一つのことを思いつくと、何度も繰り返して確認しないと気がすまない、という点では、似ていると思います。そして、「待てない」という点も似ていますね。私が、高齢者の方の往診に時間通りに行っても、「ずっと待っていました」、「遅かったですね」と言われることがあります。本人に確認してみると、「朝起きてからずっと待っていた」と、朝起きた時間からカウントされていたりします。

順番を他人と競うのも、幼児と似ています。幼児の場合は、滑り台やおもちゃを使う順番ですが、高齢者では診察やお風呂の順番など、「私のほうが来るのが早かった」「順番を抜かされた」などと、言い争いになることがあります。そういう争いを避けるために、ある施設では看護師さんが診察の順番の札を渡すようにしていたことがありました。すると今度は、みんな1番の札を欲しがります。そこである日、看護師さんはみんなを喜ばせようと思って、全員に1番の札を渡してしまったことがありました。その結果は想像される通りで、みんな自分が1番だと思って、もっと大きな争いになりました。

さらに、高齢者の患者にこちらからいろいろと尋ねると、幼児のように、思っていることを結構素直に話してくれることがあります。私もつい好奇心で聞き出したりしてしまいます。診察時に「具合はどうですか？」と聞くと、「身体はいいですが、精神的にちょっと……」という答え。踏み込んで、「どんなことで困っているのですか？」と聞くと、「私の悪口を言う人がいる」とか、「部屋に置いてあるものが盗まれる」などと悩みを打ち明けてくれたりします。

ある日、男性高齢者に「孫にお年玉を渡そうと思っていた4万円が盗まれた」と打ち明けられました。この方は比較的しっかりした方で、具体的な金額も出たので、私は半信半疑で聞いていました。すると、「部屋に干してあったセーターも盗まれた」とご立腹の様子です。

施設で自室に干してある使いかけのセーターを誰かが盗むことは考えにくいので、それは認知症の物盗られ妄想の症状のようだと思いました。幼児の場合も、聞いたことや思ったことなど、人に聞かれるがままに答えたりします。

幼児の場合は、上記のような未熟な特徴があっても、今後成長して社会性も協調性も身についていきます。ところが高齢者の場合は、ここからさらに衰え、より多くの介護が必要になっていくことになります。

ここまで考えて、生まれた時老人で、そこから若返った話の映画があったことを思い出しました（『ベンジャミン・バトン　数奇な人生』※）。主人公は老人ホームで育ち、大人になって恋人と結婚し、最後に赤ちゃんになって亡くなります。不思議な映画でしたが、人生はどの部分を取っても、その人間の見かけも中身も変化している、ということを改めて自覚させられました。

※『ベンジャミン・バトン　数奇な人生』（邦題）The Curious Case of Benjamin Button © 2008 Warner Bros. Entertainment Inc. and Paramount Pictures Corporation.

その4　記憶の仕組み：アメフラシから人間まで

新型コロナウイルス感染症に対して２０２０年4月半ばには日本全国に非常事態宣言が出され、美術館・動物園・水族館などが軒並み臨時閉館となりました。東京のすみだ水族館では、チンアナゴが人間を忘れてしまい、飼育員が近づくと土にもぐって隠れてしまうことが話題になりました。

そこで飼育員は、チンアナゴの周りに携帯電話をいくつも立て、ヒトのライブ画像を見せることを思いつきました。確かに、水槽のガラス越しに人が外から眺めるのと同じ感じになりますね。ビデオ通話をしてくれる人を募集したところ、たくさんの応募があったそうです。そして、いろいろな人の画像にしばらく囲まれると、チンアナゴはまた人を怖がらなくなったそうです。

記憶という機能は、とても高度な働きのように思えますが、実はヒトやチンアナゴを含む魚類などの脊椎《せきつい》動物だけではなく、もっと原始的な軟体動物でも詳しく観察されています。記憶を担う脳の神経細胞の形態や刺激伝達の方法は、これらの動物すべてで驚くほどよく似ています。

アメリカ人のエリック・カンデル博士らがアメフラシという軟体動物を使って神経系の情報伝達に関するさまざまな実験を行い、２０００年にノーベル医学・生理学賞を受賞しました。博士は、さらに「記憶のしくみ」という一般向けの解説本を執筆しています[*2]。その本の中から、私が面白いと思ったトピックスを以下にご紹介します。

アルツハイマー型認知症では、初期に脳の海馬という部位が障害され、記憶障害が進行してきます。実は、海馬が記憶に重要な役割を果たしていることがわかったのは、50年以上前に手術で海馬を取り除いた人に記憶障害が見られたことが報告されたからです。

カナダに、度重なるてんかんを患っていた30代男性がいました。主治医のドクターが、てんかんの原因部位であった両側の海馬を焼いて除去する手術を行いました。すると、患者のてんかんは治ったのですが、その後酷《ひど》い記憶障害が出てしまったのです。この患者は、普通にしゃべれるし、理解力もあるのに、新しく記憶することができなくなり、また少し前のことをまったく思い出せなくなってしまいました。

記憶には覚えている長さによって3つの種類があります。即時記憶・短期記憶・長期記憶です。即時記憶とは耳で聞いた数字などをすぐさま復唱する記憶で、その後記憶としては残りません。短期記憶（近時記憶）とは数分から数時間、数日くらいの比較的短い期間の記憶です。

そして長期記憶（遠隔記憶）とはもっと長い、何年とか何十年前の記憶のことです。この患者では、短期記憶だけが障害されてしまいました。即時記憶と、昔のことを覚えている長期記憶は保たれていました。

短期記憶は海馬に蓄えられますが、長期記憶は脳の皮質などのほかの部位に広く分布するようになります。だから、海馬だけ障害を受けた患者では、長期記憶に関しては問題ありませんでした。

また、短期記憶が長期記憶として貯蔵されるためには、記憶固定の時間と新しい蛋白の合成が必要となります。つまり、より複雑な過程であると推測されます。

「逆行性健忘」と言って、頭部に強い衝撃を受けると、その前に起きたことを忘れてしまう病態があります。この記憶障害は小説やドラマなどでもしばしば出てきますが、そのメカニズムはあまり知られていません。実は、衝撃直前の一定期間の出来事は、短期記憶から長期記憶に移るプロセス時に障害を受けるために、長期記憶として残らずに失われてしまうそうです。

また、アルツハイマー型認知症では、進行すると短期記憶だけではなく、長期記憶も失われますが、それは大脳皮質にも病気が広がり、長期記憶を蓄える神経細胞も失われるからです。

逆に、記憶力がとても良い人の生活はどうでしょうか。何でも記憶しているので、とても便利でうらやましい感じがします。ところが、実際はそうではないようです。稀に一日中の出来事をすべて覚えている人がいるようですが、すべてのことに関する細部の記憶がはっきりとよみがえってしまうため、全体をすっきりとまとめることができないそうです。また、夜寝ようとすると、頭の中に朝起きた時からの一部始終を思い出してしまい、なかなか寝付けなかったりするそうです。そうすると、程よく忘れることも、生活を快適にする能力の一つのようです。

そうは言っても、普通の記憶力の人間にとっては、記憶力を高めたい場合もあります。そのためには、何度も繰り返し練習することが大切です。練習を繰り返し何度も刺激を与えることによって、神経細胞同士の連絡（シナプス）が広がり、より強固になるそうです。この効果に関しては、ノーベル賞級の研究者たちが、ヒトやいろいろな動物で実験した膨大なデータがあるので保証付きです。年だからとあきらめず、繰り返し自分の神経回路を鍛えて記憶力を伸ばしましょう。

その５　「認知症のリアル」のエッセンス

２０１９年の夏に千葉県佐倉市で認知症をテーマにした同じ内容の講演を２回行いました。場所は、１回目はユーカリが丘の志津北公民館、２回目は京成電鉄佐倉駅前のミレニアムセンターでした。

タイトルは「認知症のリアル」、そして副題は「10年の認知症診療経験から」として、実際に認知症の介護に関わっているご家族の方々の、対応が困難な例を紹介しました。認知症、特にアルツハイマー型認知症は、次第に進行していく病気です。対策としては、認知症が今よりさらに進行することを予測して、早めに十分な介護の環境を整えることが大切であることをお話ししました。

高齢の家族が認知症になり、症状がだんだん進行してくると、同居や近居の家族の負担も次第に増してきます。また、「これからどうなるのだろう」「どうすれば良いのだろう」という不安も大きくなってきます。そういった方々は、対応に困り、いろいろな疑問を感じていることでしょう。そういう関心の高さをうかがわせるように、私の講演会でも申込者が予定を大幅に超えるほどでした。

また、講演のあとの質疑応答でも活発に意見や質問が出ました。それによると、物盗られ妄想や被害妄想などの精神症状で困っているというご家族が多くいらっしゃいました。

認知症では物忘れがひどくなり、次第に日常生活に介護が必要になってきますが、それは一般の家族の方々も良くご存じで、理解されています。ところが、物盗られ妄想や被害妄想などの精神症状が出てくると、明らかにおかしいと思って戸惑ったり、理解できずに困ったりします。

普段の会話で「妄想」と言う時は、「空想」や「想像」などの軽い意味で使われることが多いです。しかし認知症は脳の病気なので、ここで言う「妄想」は、精神科領域で使われる、「間違った認識」のことです。そして、この「妄想」には３つの特徴があります。それは、①本人は絶対に正しいと確信している、②否定をしたり、証拠を見せたりしても訂正ができない、③現実離れした内容である、ということです。

家の中で自分の持ち物が見当たらない場合、普通は「自分がどこかに置き忘れた」と思います。ところが、認知症が中程度に進んでくると、「誰かが盗った」と思い込みます。しかも、盗んだのは、自分の身近にいる人であると結論付けてしまいます。物忘れがひどくなっているので、自分がどこかに置いた記憶はまったくない、そして、盗ったのは、自分の身近にいたり世話をしている、家族やヘルパーであるはずと直感し、信じ込みます。

盗られた物も、時計や金銭ならあり得ると思えますが、認知症の物盗られ妄想では、洗濯済みの自分の下着や入れ歯、果ては庭の草刈り鎌が盗られたなどと主張してきます。これらの個人的な持ち物は、わざわざ盗む価値があるとはとても思えませんが、本人は大真面目なので、そんなことはない、違うと否定しても聞き入れてくれません。

対応としては、「そうですか」と一応認め、なくなったものを一緒に捜したり、ほかの話題に気持ちをそらせる、などが有効と言われています。私の患者さんの中には、デイサービスを始めたりなどして気持ちが外に向かうと、妄想がおさまった方もいます。

ところが、妄想に対する思い込みが非常に強く日常的に繰り返される場合には、責められる家族は「こんなに面倒を見ているのになぜ？」とショックを隠せません。親子の仲が悪くなったり、世話をしている家族が精神を病んでしまったりすることがあります。

そのほかの認知症の精神症状や異常行動で、家族の負担が大きいと思われるのは、昼夜逆転や夜間せん妄、屋外に出て行ってしまう徘徊などです。毎晩夜になるとパジャマを外出着に着替え、「行かなくちゃ」と言って家を出ようとする患者さんがいましたが、ご家族が対応に音をあげ、ついに施設に入居となりました。

また、普段は独居で何とか過ごしていた方が、ある日出かけて迷子になり、警察のやっかいになった例もいくつかあります。ご家族がそれを機会に同居したり施設入居を予定したりしています。

ここに挙げた例のように、認知症の症状が進行し、家族が困り切ってから対応策が取られることが、現実では快々《おうおう》としてあります。そういう後手に回る対応では、家族が疲弊したり、精神的に追い込まれてうつ病になったりする可能性が高くなってきます。従って、前もって認知症が進行することを予想し、介護の手配を早めにすることが大切だと思われます。

私の講演でもそういう趣旨のお話をしましたが、聞いていただいた方々はそう納得されたでしょうか？　自分の家族の場合は、病気がもっと進むという現実を受け入れられなかったり、医者にかかって薬を飲んでいるので大丈夫だろうと思ったりしている方が多いのではないかと思います。「認知症のリアル」を受け入れてもらうために、これからも患者さんの家族にいろいろとアドバイスをしたいと思います。

その6……お盆の看《み》取《と》り

２０１９年のお盆の時期に、私たちの患者さんが1人亡くなり、その方のお看取りをしました。この時期に高齢者の患者で亡くなる方がいると、私は、「ああ、きっとあの世から家族や友達がお迎えに来たんだねえ」と思い、センチメンタルな気持ちになります。

日本では、亡くなった魂がお盆にこの世に帰って来るという信仰があり、各地で先祖の霊を祀《まつ》るためのいろいろな行事があります。私は、京都に学生時代から10年以上住んだことがあり、毎年8月16日の五山の送り火を楽しみにしていました。ただし、死者の魂うんぬんという意味合いでは意識せず、単なる年中行事または観光行事として楽しんでいました。

今回、インターネットで調べてみると、お盆の始まりの8月13日には迎え火を焚いて死者の魂をこの世に迎え入れ、16日には送り火や精霊流しであの世に送るそうです。実は日本だけではなく、中国や韓国でも、夏に同じような行事があるようです。

また、世界的にも、ディズニー映画『リメンバー・ミー』で有名になったように、メキシコにも「死者の日」というのがあって、その日には亡くなった先祖がこの世に帰って来るということです。

さて、一般的な社会生活を送っていると、普段は死というものをあまり意識せずに生活しています。「生と死」というのは相反する現象で、その間には厳然たる壁のようなものが存在しているようです。

ところが、年老いて次第に弱っていき、老衰や慢性疾患などで亡くなっていく過程では、この世とあの世の違いがそれほど大きくなく、境目がはっきりしなくなるように思います。寝たきりになって、意識も時に低下しがちになると、患者さんがこの世とあの世の境目、いわばグレーゾーン内に居るような状態になります。そうすると日常生活の中で死ぬことがあり得ます。

実際、最近私たちのクリニックのドクターが、普段の診察のつもりで施設を訪れた際に、こうした死を経験しました。部屋に入った時に患者さんは亡くなっており、ドクターが第一発見者になりました。聞けば、つい先ほどおやつも食べたとのことです。こういう場合は、大往生ということになるのでしょうか。私も超高齢者になったら、日常生活の延長として死ぬことができたらいいな、と思います。

また、この世とあの世のグレーゾーンと言っても、呼吸停止した患者さんが息を吹き返した例はさすがにありません。でも、不思議なことに、亡くなる前に意識が一時的にはっきりする例は何度か経験しました。高齢の患者さんが老衰で亡くなりそうな頃には、ご家族や親戚が会いに来られます。すると、患者さんは少し活気を取り戻し、会いに来た家族を認識して声かけをしたり、少し食べ物を口にしたりできることがあります。そうするとご家族は安心して帰宅されるのですが、その直後に亡くなられたりします。ご家族に最期の挨拶をして、あの世に旅立たれ、満足に感じられたのではないでしょうか。

死に直面すると、その人の心のありようも変わることがあります。進行した認知症がある、被害妄想気味のおばあさんがある施設に入居しました。彼女は、「何か騙されていると思うのよね」といつもシニカルな態度でした。

そして６ヵ月後、持病の心不全が悪化して逝去されました。後で聞いてみると、実は亡くなる前の晩に、施設のスタッフに「ありがとう」と感謝の言葉を残して逝ったそうです。日頃感謝を口にすることなどなかった方だったので、ケアに携わった方々も特に感慨深く感じたようです。臨死期の魂には不思議な力があるようです。

その７…………高齢者の熱中症リスク

２０２０年８月は全国的に酷暑の日が続き、東京では熱中症で救急搬送されたり死亡したりする人が前年よりかなり増加しました。読売新聞の記事によると患者は高齢者が圧倒的に多く、90%以上が屋内で発見され、エアコンがなかったか、あっても使っていなかった場合が多かったそうです。

高齢になると、いろいろな感覚機能が低下してきます[*3]。視覚、聴覚の低下はごく日常的に知られており、年を取れば眼の調節機能が衰えて老眼鏡が必要になったり、耳が聞こえにくくなると補聴器が必要になったりすることは一般的にも理解されていると思います。皮膚感覚もこれらと同様に衰えていき、暑さや寒さを感じる温度覚も低下します。65歳以上の高齢者では、温度の変化を感じる感度が低下し、寒い時に震えて熱を発生させたり、暑い時に汗をかいて体温を下げる機能が遅れたり低下したりするそうです。

高齢者自身が、このような加齢による生理的な変化を理解し、「自分は熱中症のリスクが高い」ということを自覚すれば、水分摂取を十分に行ったり、適切にエアコンを使ったりすることによって、脱水症や熱中症はかなり予防できると思います。実際、大部分の元気な高齢者の方はそういうふうに心がけ、実行されていると思います。

けれども高齢者の一人住まいや高齢者世帯では、自分ではそういうリスクが高いことに気づかず、適切な対策を取れないことがあります。自分では必要性を感じにくいので、無理もないことかもしれません。

そこで、若い世代の家族などが訪れたり電話をかけたりして、熱中症を予防するようにアドバイスをしてもらうのがよいと思います。そして、きちんと対応ができているか確認することが大切です。たとえ「わかった」と返事しても、きちんと理解できていなかったり、忘れてしまったり、またエアコンの操作が苦手だったりすることがあるので、そういう場合には見守りや介護サービスが必要になってきます。

高齢者が認知症になり、しかも病気が進行してくると、自分で季節にあった服を選べなくなってきます。私たちのクリニックで診察する高齢者の方々も、夏に厚着をしていることがしばしば見られます。気温が30度以上の真夏日でも、厚めの下着をつけていたり、腹巻を巻いていたりして汗をかいています。

診察時に、厚着であることを指摘しても、付き添いのご家族は、「注意しても聞かないのです」と答えることが多いです。老人施設に入っている高齢者でも、夏の厚着はよく見られます。「暑いので薄着にしましょう」と言うと、その場では頷くことが多いのですが、職員の話によると、脱ぐように言っても実際はなかなか聞いてくれないようです。

対策として夏には冬服を片付けるようにと施設職員にアドバイスすると、今度はその冬服を探して施設の外に出ようとするので、なかなか思うようにはいかないようです。さらに認知症が進行してくると、ズボンの下にパジャマをはいていたり、下着も2〜3枚重ね着をしていたりすることもあります。そういう場合には、「汗をかいて脱水症気味になりやすいので、水分は十分に取って下さい」と付け加えます。ご家族や職員が見守ってくれていれば、一応よしとします。

以前、ある施設にいた極端に寒がりのおばあさんで、いつも5〜6枚服を重ね着してまるで十二単《ひとえ》のようないでたちの方がいました。「九州育ちだから寒がりなので」というのが厚着の言い訳です。さすがにそれだけ着込んでいると、エアコンが効いていてもかなり汗をかきます。

「どうしてこんなに汗をかくのでしょう？」と診察時に聞くので、私はここぞとばかりに「暑いからですよ。服を少し脱いでみては？」と促すのですが、「私は寒がりなので」と繰り返して絶対薄着にはなってくれません。

さすがに汗で下着が濡《ぬ》れるのは気持ちが悪いようで、さらに暑くなると自分で服の下にタオルを巻くようになっていました。するとタオルが汗で濡れる、タオルを取り換える、またタオルが濡れる、の繰り返しで、濡れたタオルは部屋に何枚も吊って干されていました。施設職員の誰もこのやり方を変えられませんでした。この方はかなり認知症が進んでいましたが、自分で、「汗をかくのでタオルで吸収して、そのタオルを順次取り換える」という思考回路はしっかりとありました。でも、人の言うことを理解し、納得して、言われたように行動するのは苦手なままでした。

その8　独居で介護サービスを受け入れた暮らし

認知症高齢者が増えているということはよく話題になりますが、多くの人は、自分は大丈夫だろうと思っています。ところが、実は誰でも認知症になる可能性があります。

ある研究では、85歳以上の高齢者の3人に1人、そして90歳以上の2人に1人は認知症であるということが報告されました。[*4] 認知症になる最大のリスク要因は、高齢であるということ、すなわち長生きすればするほど認知症になる確率が高くなるということです。高齢化していく日本社会においては、認知症は、例えば癌のようにありふれた病気なのです。癌の場合も、2人に1人の割合で、生涯の間に癌になる可能性があると言われています。

認知症とは、脳の働きが衰えて日常生活に支障をきたしている状態を言います。年を取ると誰でも脳の働きが落ちてきますが、自力で身の回りのことができていれば何とか生活できます。

高齢で、仕事もとっくに退職していれば、高度な脳の働きや、正確さまでは必要ありません。扉に鍵をかけたかどうか忘れてしまったらもう一度確認すればよいし、財布をどこに置いたかわからなくなったら片っ端から探せばよいわけです。

でも、人間らしく生きるために基本的なことがうまくできなくなってきたら、ほかの人からの介護サービスが必要になります。基本的なこととは、次の3つです。食べること、排泄すること、そして清潔を保つことです。

認知症が進んでくると、まず、計画的な買い物や調理などの複雑な家事ができなくなります。庭の手入れや掃除などもできなくなり、また、汚くても平気になってきます。さらに認知症が中等度から高度に進行してくると、入浴をしなくなり、尿失禁や便失禁をきたし、その後始末もできなくなってきます。この段階では日常的な介護が必要になります。ところが特に独居している高齢者では、介護を拒否して受け入れられない人が多く、家族も対応に苦慮します。

私たちは、以前、進行した認知症があるのに、とても上手にヘルパーによる介護を受けて暮らしているＡさんの訪問診療を行っていました。Ａさんは、独居高齢者ですが、1日に2回ヘルパーさんに来てケアをしてもらっています。親戚の人が隣の家に住んでいますが、日中は仕事があり、帰宅してから訪ねてくれます。

Ａさんの認知症はかなり進行していて、他人との意思の疎通は困難なレベルです。起きている時はニコニコと笑顔でよくしゃべりますが、意味はお互いに通じません。トイレは伝い歩きでほぼ自分で行きますが、時々失禁します。

Ａさんは自分がデイサービスに出かけるのは嫌がるので、家にサービスを導入するようになりました。何人かのヘルパーさんが毎日順番に来ては、食事を作ったり、部屋を掃除したり、身体保清のケアをし、Ａさんは相手が誰でも比較的スムーズにケアを受け入れます。介護サービスがとてもうまく遂行できていて、私たちがいつ訪ねても部屋は綺麗に掃除されており、Ａさんも清潔な服を着て、テーブルにちょこんと座っていました。

家族に直接介護されず、施設にも入らず、こんなに快適に自分の家で暮らせるなんて、と私には驚きでした。穏やかで時間が止まったような日々が数ヵ月続きました。ところがある日、Aさんは部屋で倒れているところをヘルパーさんに発見されました。すぐさま病院に救急搬送され入院治療を受けましたが、3日後に死亡しました。ピンピンコロリの見本のような最期でした。こういう最期は、希望してもなかなか実現しませんが、自分の家でできるだけ長く過ごすためには、「他人からのケアをスムーズに受け入れる」という資質が大切なようです。

その9　デイサービスに行く？　行かない？

2020年のお正月明けに、NHKスペシャル「認知症の第一人者が認知症になった」という番組を見ました。日本の認知症医療の第一人者で、長谷川式認知症スケールという認知症の知能検査の考案者として広く知られている、長谷川和夫先生が認知症になったというのは、私も新聞記事などで読んで知っていました。

番組を見て強く印象に残ったのは、長谷川先生がデイサービスに参加する場面です。憮然とした表情で、ただ座っているだけ。ほとんど無言です。デイサービスが終わって家に帰って来てから、「何がしたいかということを聞いてほしい」とおっしゃっていました。したくもないゲームなどに参加させられるのが、苦痛だったようです。

長谷川先生も、医者として認知症の患者を診ていた時は、デイサービスに参加することを患者や家族に積極的にすすめていました。そして、自分がデイサービスに行くのも、一日中介護を担っている奥さんの負担を軽減するため、というふうに理解されています。それでも本音を言えば、自分がデイサービスに参加するのは嫌なようです。家にいたり、行きつけの喫茶店に娘さんに連れて行ってもらったりするほうがずっと良いようでした。

私たちのクリニックの高齢の患者さんでデイサービスが好きな方は、話好きの女性の方が多いようです。診察時にも、「デイサービスでお友達ができて楽しい」「ヒノキのお風呂に入れるのが良いです」などと教えてくれ、行くのを楽しみにしている様子です。

一方、デイサービスに行きたくないという方もたくさんいます。本人にどうして行きたくないのか尋ねると、「私には必要ない」「気が進まない」という答えだったり、何も答えず俯いていたりします。娘さんや息子さんの話では、「母は非社交的だから」「人付き合いが苦手なので」などという答えです。娯楽として何がしたいか聞いてみても、「何もしたくない」「家にいたい」と言う人も多いです。

デイサービスは、通所介護と呼ばれる介護サービスの種類の一つです。日帰りでデイサービスセンターや施設などへの送り迎えがあり、半日のサービスと一日のサービスがあります。

家で閉じこもりがちな高齢者を外に連れ出して、より健康的に過ごしてもらうという側面と、高齢者の家族に休息を与えるという側面があります。デイサービスの基本的な業務内容は、健康状態の確認および管理、食事摂取や水分補給、そして入浴や排泄の世話などの日常的な生活のケアです。

それ以外に、リハビリや体操をしたり、絵を描いたり歌を歌ったりなどの娯楽の時間もあります。デイサービスでは要支援度や要介護度、そして認知機能がさまざまな高齢者が集まって来るので、娯楽も、最大公約数的な、みんながで きるだけ楽しめるようなものになります。

具体的には、簡単なクイズや懐メロ、塗り絵や簡単なクラフトワークなどです。家で一人寂しく過ごしている方などは楽しんで参加されることも多いですが、技術や専門性の高い仕事を長年されていた方などには物足りなく感じられることもあるでしょう。

高齢者のご家族は、デイサービスで安全に楽しく過ごしてもらえれば、と思っています。高齢者の方も、認知症がある程度進んでいたり、入浴や排泄などに介護が必要な状態だったりする場合には、比較的スムーズにデイサービスを受け入れているようです。介護度が低い、そして知的レベルの高い仕事や生活をしてきた方は、たとえ認知症が多少進んでも、デイサービスの娯楽は自分には合わないと思われるようです。

日常生活に必要なわけではなく、本人も行きたくないのであれば、私は、そういう時に無理にデイサービスに行かなくてもよいと思います。さらに時が経てば、高齢者の自然経過として、次第に心身ともに衰えたり介助が必要になったりして、デイサービスに行くことに違和感がなくなることが結構あります。

ここからは私の空想ですが、例えば１人に１台、見守りロボットまたは介護ロボットがいて、やりたいこと、好きなことの相手をしてくれると良いなあ、と思います。もし、ロボットが、その高齢者の今までの人生のさまざまな出来事、写真やビデオをメモリーに蓄え、好きなこと・嫌いなことを把握し、タイミング良く好きな音楽や映像を流してくれたら、どうでしょうか。もし、しゃべりかけたら相槌を打ってくれたり、好きそうな話題を提供してくれたりしたら、楽しいひとときが過ごせるのではないでしょうか。もし、時間を見計らって食事や散歩、体操などを適切に促してくれたら、良い気分転換になることでしょう。

もちろんセキュリティーカメラが付いていて、転倒した場合などには家族に知らせてくれる機能も必要でしょう。今のＡＩやＩＴ技術の発展の著しさを考えると、こんなロボットも近いうちに夢物語でなくなるかもしれません。

その10 …………メンタル症状と認知症

認知症は脳の病気であり、一方、メンタルな症状も脳の働きが原因なので、認知症が原因で精神症状が出てくることがあります。認知症が中等度に進行してくると、ＢＰＳＤ（behavioral and phychological symptoms of dementia、認知症による行動・心理症状）と呼ばれる異常行動などがしばしば見られます。

典型的な症状としては、実際には見えたり聞こえたりしないのにそう感じる幻視・幻聴、物盗られ妄想や被害妄想などの妄想、自分の意思に反した時などに強く見られる暴言や暴力、そして徘徊などです。これらの症状が出る背景として、認知症には知能の低下やそれによる理解力の低下があります。わからない、理解できないので、不安に感じたり、怖く感じたりして、幻覚を感じ、妄想を信じ込み、反応として暴言や暴力が出てしまいます。

自分の時計や財布をどこかに置いてしまい、でも置いたことはすっかり忘れているので、自分が置き忘れたという自覚はありません。今、自分の財布がない、という事実があるだけです。誰かが盗ったのだろう、そうすると身近にいる人がやったに違いない、と理論づけてしまいます。

不思議なことに、そう理論づける神経回路は働いているわけです。こういった認知症に伴った精神症状は、比較的理解しやすく、対応の仕様があります。本人の訴えを、頭ごなしに否定せず、相槌を打ちながら聞いていると、しゃべっているうちに気持ちが落ち着いてくることが良くあります。また、物忘れの進行もあり、こだわりもそう長続きはしないので、気分を変えてほかのことを考えるように仕向けることができたりします。

ところが、認知症の高齢者の中には、強いメンタルな症状を表す人もいて、そういう場合には対応がとても困難になります。特徴としては、まず知能は比較的高いことが多いです。そのため認知症の知能テストをしても検出されず正常と言われて、認知症と診断されないことがあります。しかも、そういう人は、テストされるとなると、普段よりも頑張って良い点数を出そうとします。

さらに、相手を見て態度を変えることがしばしば見られます。病院に行ったり、診察の場では、神妙にしていたり言うことを聞いたりするのですが、自分の家だったり、相手が家族や介護者だったりすると、途端に扱いにくくなります。2人以上の家族がいれば、いつも決まった人（大抵はご主人）をターゲットにして責めたり、反発したり、暴言を吐きます。施設で介護されている高齢者では、決まった介護者をいつもターゲットにして責め抜き、職員が耐え切れずに辞めてしまうことさえあります。

特定の人を責める内容は、「（自分の物を）盗った、隠した、壊した」「自分の悪口を言っている」などです。「女のところへ行っている」とか「色目を使った」などという嫉妬妄想のこともあります。「それは違う」と言い訳をしても、本人はより怒りを増すだけで、人の話に耳を貸そうとしません。

それでは、ここに挙げたような、メンタルの症状が強い高齢者と一緒に暮らしている場合にはどうすれば良いでしょうか？　家族の1人だけを悪く思っており、態度もきつい場合には、私はターゲットとなっている家族に、できるだけ離れて過ごすことを勧めています。家でいる部屋を別々にしたり、どちらかの人の外出を多くして一緒にいる時間をできるだけ少なくしたり、というふうに。高齢者の場合には、デイサービスやショートステイを使うことで、残りの家族が休息を与えられたり、出かけた本人も気分転換になって良い効果が期待できます。

さらに、高齢者の言動に家族が精神的に耐えられない場合には、精神科を受診させて抗精神病薬を調整してもらったり、高齢者を施設に入れて家族が解放されることを検討してもらいます。やっかいなことに、本人は自分の精神的な問題だとはまったく思っていないことが多いので、精神科受診を拒否しがちですし、抗精神病薬を処方されても、「毒を盛られている」「この薬を飲むと調子が悪くなる」と拒否したりします。

以上挙げたように、高齢になってメンタルな症状が強く出てくる人は、認知症のメンタルな症状が出ているだけではなく、もともとメンタルに固有の気質がある場合も多いようです。ご家族に昔の話を伺うと、「昔からこだわりが強い性格です」と教えてもらったり、精神科に通院または入院歴があったりします。

精神症状が強くて家族や周囲につらく当たる場合、自分たちだけで解決しようとせず、認知症に詳しい医師やケアマネージャー、地域包括支援センターや市役所などの公的な機関に相談し、アドバイスをしてもらうのが良いと思います。また2～3年経って高齢者の認知症がさらに進めば、逆に穏やかになって対応しやすくなるように、時が解決してくれることもあります。

その11　母親と息子の絆

私は妹がいますが男兄弟はなく、また私の子供たちも娘2人なので、母親と息子の関係については単なる傍観者ですが、女同士の親子関係には見られない、とても強い絆を感じることが多々あります。

私は以前、眼科医として診察の仕事をしていたことがありますが、その頃のことです。女の子が診察に来る場合には、小学生の高学年にもなれば、大抵一人で診察室に入ってきます。そして自分の症状などにつき、自分ではっきりと説明します。

ところが、男の子は、中学生や高校生になってもお母さんと一緒に診察室に入ってきます。それだけではなく、しゃべるのももっぱらお母さんです。「どうしましたか？」と聞くと、早速お母さんが「朝から右目に目やにが多くて……」などと細かく説明するのです。

中高生になっても自分でしゃべれないのかな、と私はあきれ気味でしたが、母親は息子の世話を焼かずにはいられないようです。もし、私が娘に同じようにしたら、きっと「自分で言えるからお母さんは言わないで」と断られることでしょう。

私の周りを見回しても、男の子と女の子の両方を持つお母さんは、大体息子の話題のほうが多く、楽しそうに語ります。またその内容から、娘より息子のほうの世話をより親密に焼いているように見受けられます。お父さんと娘さんの場合はどうでしょうか。もちろんお父さんも娘が可愛いでしょうが、もっと淡く、見守る関係のような気がします。

そして50年後、高齢者になったお母さんをケアしているのは、大抵息子です。以前は年取った母親の世話をするのは、主に家事を担う嫁、すなわち息子の妻でした。しかし最近の「介護は実子で」という風潮か、はたまた共働きなので同等の権利が当たり前なのか、息子がしばしば高齢の母親の面倒を実家に見に行き、母親もそれに甘えている、といった格好です。

独居している高齢者の女性はしっかりしていて性格もきついところがあるので、もしかすると息子の嫁とはすでにトラブルがあったのかもしれません。もし高齢者の母親に認知症の症状が進行してくると、ケアはさらに大変になります。お弁当や日用品を毎日運んだり、薬をきちんと飲んでいるかどうか確認したり、洗濯物を自分の家に持ち帰って洗ったり……息子が仕事の合間にこれだけのことをするのはとても大変だと思います。

母親本人は、認知症が進行してくると理解力が低下し、また最近の記憶は乏しく昔のままであると思い込んでいて、自分で何でもできている、と主張したりします。施設に入ってもらえばどちらも楽で安心なのに、と私はアドバイスしますが、母親は頑として受け付けないようです。デイサービスに行ければまだ良いほうで、それさえ拒否して受け付けない場合があります。

「デイサービスに行けば、お風呂にも入れるし、お友達もできて楽しいですよ」とご本人にすすめてみても、「私は自分のしたいことで忙しいのです」「そういうところは私には合いません」と断り、「息子が来てくれるので」「息子が毎日電話してくれます」などと、息子にべったりと頼り切っています。息子さんには息子さんの家族や生活があるのでいい加減解放してあげたらよいのに、と私は思ってしまいますが、なかなか難しいようです。息子も母親に優しい性分で、強くは言えないようで、諦め顔です。

世の中の高齢女性、特に親孝行な息子を持つ母親の皆さんに私は言いたいです。子供には子供の新しい所帯と人生があります。自分が年老いたら、少なくとも心理的に子供たちとは距離を置いて自分の余生を過ごしましょう。

著名な作家の曽野綾子もかつてベストセラーとなった『老いの才覚』で書いていました。「老いの基本は『自立』と『自律』」「子供の世話になることを期待しない」と。まさに同感ですが、もうすでに息子に頼り切っている年老いた母親に、今更考えを変えてもらうのは無理かもしれません。

このように年老いた母親と息子の間になかなか割り込めない息子の嫁ですが、母親の最期の時に意見が通る場合が結構あります。母親の最期というシチュエーションに息子が耐え切れず、延命や病院での治療に関してどう決断すべきか自分の妻に相談する場合です。

傍観者の妻はここで、「お母さんも十分長生きしたので、もういいんじゃないですか」とあっさりとピリオドを打ちます。高齢女性の皆さん、息子のお嫁さんを大事にして下さいね。

第2章

やっぱり
健康がいちばん！

この章では、私の世代、すなわち50代60代から心身の健康を保つためのおすすめについて、自分の経験を交えて書いています。若い頃は、身体は鍛えればより健康になり、疲れは休めば回復しました。ところが、中高年以降は、無理をすると病気になったり、疲労回復に時間がかかったりします。また、さらに高齢になって、病気や不具合が進行してしまってからでは対処が困難になります。

そこで、アラカンのあたりで一度健康全般に関して見直し、軌道修正すべきは修正して、より快適な自分の最終章が迎えられるように役立ててもらえれば、と思います。

その1 …………… 体調を崩したあと、改めて健康に感謝！

「健康」というものは空気のようなもので、普段はその大切さを自覚せずに過ごしていますが、いったん損ねてしまうとその重要性がひしひしと実感されるものです。このセクションでは、シニア世代を健康かつ快適に過ごすために、50代や60代前半の生活のうちに気をつけたいことにつき、紹介したいと思います。内容的には、私が実際に経験したことやほかの人の例で見聞きしたことなどを交えたいと思います。

２０１８年の夏、私は10年来ともいえる絶不調で、お盆休みの２日間寝込んでしまいました。全身疲労感、吐き気、高熱が次々と身体を襲い、気がつくと１日20時間、ベッドでペットの犬とともに寝ていました。

たぶん、夏に多い感染性胃腸炎だろうと思い、症状に合わせた薬を飲みました。やっと3日目に解熱しましたが、食欲はないまま、食べ物の味も感じません。それから次第に体調が回復し始め、スーパーマーケットでにぎり寿司のパックを買いましたが、その味がとても衝撃的でした。そのにぎり寿司が、病気になってから初めて味を感じられる食べ物で、何よりも美味しく感じました。私の体調は元に戻るのに2週間以上かかり、改めて健康の大切さを噛み締めました。

ところで、一般の人々は、「ドクターは病気になりにくい」、もしくは、「もし病気になってもいちばん良い病院でいちばん良い治療を優先的に受けられる」と思っているような節がありますが、そんな良いことはあまりありません。

実際は、人の病気を治すのに忙しく、また自分の判断に人の命がかかっているので責任も重く、自分の健康を犠牲にすることがしょっちゅうあります。自分の担当する手術や外来などはまず休めないので、自分が病気でも仕事をやり遂げることが日常的です。

さらに病院には、薬でたたかれても生き延びる強い病原菌を持った患者さんが毎日集まって来ます。ストレスの多い職場と強い病原菌などで、自分の健康にとってはハイリスクな職場となります。その上に、医者は実際に自分が病気になった場合には、つい病気を軽くみて、手持ちの薬を飲みながら仕事を続け、却って病状が重くなったりします。「医者の不養生」というやつです。

もちろん、医者であったり、病院で働いていたりすれば、それなりの利点として、検査や専門の医師による診察や助言が受けやすいことはあります。もし、病院で突然倒れても、周りにたくさん専門家がいるので、即刻治療を受けることができます。

ある病院で働いている外科のドクターが、最近病院内で心筋梗塞を起こして倒れたそうです。そのドクターは、その日は胸の具合が悪かったのですが、自分が担当する手術を無事こなした後、意識を失ったそうです。早速救急センターに送られ、検査や診断を受け、そして緊急のバイパス手術と進み、救命されたということでした。

これとは逆に、悲しい話もあります。あるドクターは、１人当直の病院で当直中に、夕食に食べたエビでアナフィラキシーショックを起こしたそうです。当直室で呼吸困難に陥り、でも医者は自分だけで当直室から助けも呼べず、次の朝冷たくなっているのを看護師に発見された、という話です。誰がどの病院でといった具体的な情報は伝わっていないので、もしかすると、「こうなったら怖いよね」という、都市伝説ならぬ当直室伝説かもしれません。

その2　簡単で効果的なダイエット

私はこの数年間とても簡単なダイエット法を実践していますが、効果的にそして自然に体重を減らすことができます。私は特に苦痛に感じることもなく、６ヵ月ほどで体重を５

kg減らせました。

方法はと言うと、炭水化物を食事の最後に食べるというものです。とても簡単ではありませんか。このダイエット法は、体重を減らすだけではなく、糖尿病になるのを防いだり、糖尿病のコントロールを良くする効果もあると言われており、一石二鳥も三鳥もあります。

これまで、健康な人向け、もしくは糖尿病の治療に使われるダイエットは、大抵、摂取する総カロリーや炭水化物を制限する方法でした。ところが、そういう方法はリバウンドがあったり、禁じられている炭水化物をとても食べたくなったりして、継続するのがかなり困難です。従って、炭水化物をあとで食べるダイエットを聞いた時、私はすぐさま飛びつきました。うまくいくかどうかはわからなかったものの、とても簡単に始められそうだったからです。

このダイエットでは、食事の際にまず野菜を食べ、次に肉や魚などの蛋白質を食べます。そして、ごはんなどの炭水化物を最後に食べます。いくつかの研究によると、炭水化物をあとで食べるほうが、最初に食べる場合と比べて、食後の血糖値の上昇がよりゆっくりとなり、程度もより穏やかになり、その結果として糖尿病を予防したり治療したりできるそうです[*1]。医学的な見地からは、血糖値の変動幅が小さくなると、血管を障害から防ぐ効果があり、従って将来的な脳血管障害や心血管障害へのリスクも下がるということです。

では、どうして炭水化物をあとで食べるダイエットでは、食後の血糖値の上昇がゆっくりと穏やかになるのでしょうか？

臨床的な研究によると、炭水化物をあとで食べるほうが、胃の内容物がその先へ排出される時間が長くなることが証明されています。炭水化物は、そのままの形では吸収されません。消化酵素によって小さい化合物に分解されますが、胃ではまだ吸収されず、小腸で吸収され血中に入ります。従って、胃から小腸に排出される時間が長くなれば、炭水化物を吸収する時間もより遅く、より長くなるわけです。

また、炭水化物をあとで食べるほうが、インクレチンと呼ばれる物質の血中濃度も、食後に、より高く上昇することも示されました。[*2] インクレチンは、比較的最近発見・同定されたホルモンですが、これには食事摂取後の胃からの排出を妨げる働きと、膵臓《すいぞう》からのインシュリン排出を促進する働きなどがあります。

さらに、インクレチン関連の糖尿病の新薬が最近開発され、現在広く糖尿病の患者に使われています。それは、ＤＰＰ‐４阻害薬と呼ばれる薬ですが、インクレチンの働きを強める効果があり、今までの糖尿病の薬と比べると、低血糖などの副作用が少ないと言われています。

炭水化物を食事の最後に食べるだけで、自前で新薬と同様のメカニズムを持つインクレチンを増やし、糖尿病や血管障害のリスクを下げているとしたら……とても得をしているように思いませんか。

その3　良い姿勢の効能

私は最近、ゴルフを習い始めました。若い時に自己流で少しやったことがありますが、全然上手にならなかったので、今回はスクールレッスンを受けることにしました。若い生徒が多いのではないかと少々気がひけていたところ、先生がおっしゃるには、「今は60代70代の方、多いですよ。80代までゴルフはできますよ」とのこと。ホッとしました。

まず、ゴルフクラブの握り方、そして構え方を習います。その際に前傾姿勢を取るのですが、「背中をまっすぐにして股関節から曲げる」と習って、その通りにします。でも、ボールを何回か打った後に、先生から「猫背になっていますよ」と指摘されました。すぐまた胸を張って、姿勢を直すのですが、しばらくすると猫背気味になってしまうようです。先生が言うには、メガネをかけている人は、床に置いたボールを見る時に頭が真下を向きやすく、その結果背中が丸くなり猫背になる傾向があるということです。それは事実で、私は普段メガネをかけていますが、ピントをきちんと合わせて物を見るために、メガネのレンズの中心で物を凝視する癖がついてしまっています。

また、姿勢が悪くなるのは、普段パソコンで長時間仕事をしていることにも原因の一端があるようです。仕事に集中すると、どうしても背中を丸めてしまいがちです。そこで、ゴルフの時だけ直そうとしても難しいと気がつき、この機会に、普段から姿勢を良くしよう、と決心しました。トイレの行き帰りなど、鏡に写った時に姿勢をチェックする。パソコン仕事も長時間続けずに、時々机から離れて、軽くストレッチなどをして姿勢を良くする。歩く時、食事の時などにも良い姿勢を意識するようにしました。

実は、私は常々、俳優の方などがとても姿勢が良く、座ったり立ったりする姿が美しいことに感心しており、自分でも心がけたいと思っていました。これまでは思うだけでなかなか実行に移せませんでしたが、今回ゴルフの先生のおかげで、自分でも日常から努力するようにしました。

そうしてみて気づいたことは、姿勢を良くすると呼吸がしやすくなる、ということです。背骨をまっすぐにして、肩関節を後ろに引き、胸を張ります。すると、胸郭が広がり、呼吸の際により多くの空気が体内に入るのが実感できます。

そういえば、以前ヨガの先生が、呼吸について同じようなことを言っていたことを思い出しました。「胸にたっぷりと新鮮な空気を入れて、身体の隅々まで行きわたらせることは大切である」と。日常生活にも良い姿勢や呼吸法を取り入れることで、より健全になる気がします。

私は、そのほかにも良い姿勢の効能があるかもしれないと思って、インターネットで調べてみました。すると、筋肉を使って良い姿勢をキープするので基礎代謝率アップや体温の上昇の効果があり、その結果ダイエット効果もあるそうです。

また、頭部の重さが首や肩に無理な負担となりにくく、肩こりや首の凝りの悪化防止、呼吸が深くなるので副交感神経を刺激しリラックス効果などもあるとのこと。私が試してみてすぐさま実感できるのは、やはり呼吸への良い影響です。

逆に、姿勢が悪いことの悪影響はというと、高齢者で円背であれば、正常の人より呼吸機能が低下する、という研究結果もあるようです。[*3] 円背は猫背と似ていますが、加齢によって骨が変形したり筋肉が萎縮しているので、姿勢を正そうとしても元に戻らない状態です。高齢による身体の衰えで円背になるのは仕方のないところですが、もっと前の猫背の状態であれば少しの気遣いで姿勢を良くできるので、普段から気を付けてみようと思います。

その４　ゴルフ肘《ひじ》、テニス肘

前回のエッセイでゴルフレッスンを始めたと書きましたが、早速支障が出ました。３カ月目で両肘が痛くなり、スクールを退会することになりました。原因はというと、肘をまっすぐに伸ばしてドライバーで打つ練習を繰り返しした結果、肘への負担が大きくなってしまったようです。

はじめは、肘の外側に軽い痛みを感じる程度で、１日２日したら治っていました。ところが、次第に痛みが残るようになり、日常生活でもフライパンなど重い物を持つ際や、タオルを絞る際に痛みを感じるようになってきました。

インターネットで調べると、「上腕骨外側上《じょうわんこつがいそくじょう》顆炎《かえん》」というものらしく、いわゆる「テニス肘」と呼ばれるものだということがわかりました。昨今のインターネットの普及で、何に関しても、知識を得るのにとても便利です。

ただし、情報が多すぎて、しかも玉石混交しているので、その中から有用な情報を選択しなければなりません。私は医者なので、医療に関する情報は、正しい情報を選べる自信がいささかあります。まず、医学的な学会や、総合病院などの信頼できるサイトで、病気についての基礎知識を調べます。

しかも、1つだけの発信元ではなく、複数個を比べ、共通している情報を信頼できるとします。さらに、医学的な論文が見つけられると、病気の治療法の歴史などの背景的な知識や、発症率や治療効果などの具体的な数値が得られ、とても有用です。

さて、上腕骨外側上顆炎ですが、「テニス肘」という別名はあるものの、ほかのスポーツや家事などでも発症するとのことです。[*4] 若い人では起こりにくく、中年以降で発症することが多い……私の場合にぴったりです。指や手の甲を伸ばす筋肉の腱《けん》に強い刺激がかかり、それらの腱の起始部である上腕骨の下端、外側上顆という部位に炎症が起こって発症します。診断法の簡便なテストもいくつかあり、試してみるといずれも陽性です。

さて、治療法はというと、安静にする、消炎鎮痛薬の塗布や内服、理学療法、バンドを巻く、そして手術療法などがあります。

医者の癖として、自己診断、自己治療しがちである、ということが言えますが、私もその例に漏れません。痛みもそう強いわけではないので、悪くなるようなら病院を受診しよう、と思い、まず自分でできることを始めてみました。

まずは、安静を保ち、鎮痛薬を塗り、肘用のサポーターをドラッグストアで買ってきました。じっとしていれば痛くはないのですが、腕や指の安静を保つのは、容易ではありません。こうなって初めて、日常生活の活動には、腕や指を動かすことが必ずと言っていいほど必要なことに気がつきました。

パソコンを見る際に、マウスを動かしたり、キーボードを操作したりするだけでも結構動きます。着替えや食事をするのにももちろん必要です。そこで、できるだけ負担のかからないやり方を心がけることにしました。マウスやキーボードは目の前で操作をして、斜めに腕を伸ばさなくてもよいようにする。物を持ち上げる時は、指でつまみ上げずに、下から捧げ持つようにする。

また、サポーターをつけると、適度な圧迫があり、腕の動きもゆっくりになり、さらに肘が何かに当たる衝撃も和らげてくれます。痛みも和らぎ、具合よく過ごせるので、サポーターは当分手放せなくなってしまいました。

治療の方法の一つ、理学療法というのは、上腕骨外側上顆炎に関する筋肉のストレッチや筋力の訓練などのことです。私は、炎症が起こっているのであれば、完治するまではできるだけ動かさないほうが良いだろうと思っていたので、これは予想外でした。

そもそもこの病気は、加齢によって前腕の筋肉の柔軟性が低下したり、筋力が低下することによって、肘関節に力がかかりやすくなり、炎症が起こりやすくなるそうです。そこで、これらの筋肉のストレッチをしたり、筋力を鍛えたりすることが、肘の炎症の治療にも予防にもなるということです。

私も、暇を見つけては、ストレッチを心がけるようにしました。おかげで、完治はしないものの、特に悪くもならず、細々とゴルフも続けられる程度で経過しています。

その5　寝る前ヨガ

中高年になってくると、眠りが浅かったり、朝早く目が覚めてしまうという睡眠障害が起こりがちです。逆に、不眠のいちばん大きな原因は、加齢ということだそうです。私も、最近、眠りが浅く夜中に目が覚めたり、いったん覚めるとなかなか寝付けなかったりすることがあります。

冬は、足の指先が冷えて、寝付きにくいこともあります。そこで、寝る前に10分から20分くらいのヨガをして少し運動し、身体の疲れを取るように心がけました。すると、比較的良く眠れるようになってきました。

ヨガはインドの宗教的な修行法から発祥したそうですが、現代的なヨガは、アーサナと呼ばれるポーズ、いろいろな呼吸法、そして瞑想《めいそう》を実践するエクササイズとして、人気があります。私も前にスポーツジムでヨガのクラスを受けていました。それぞれの先生によっていろいろなやり方があるようでした。足や足の指などのマッサージを入念にしたり、鼻の孔を片方ずつふさぐ特殊な呼吸法から始まったり……。

今は、自分でＤＶＤやインターネットのプログラムを使ってヨガをしています。いつでも自分の好きな時間に手軽にできるし、先生のお手本がとても良く見えます。また、それぞれのポーズを取る際の、視線の方向や重心の置き方、呼吸のやり方のコツなど気をつける注意点を細かく教えてくれます。そして、個々のポーズがどんな効果があるかも表示されるので、とても便利です。

ヨガのプログラムは、まず座禅をして深呼吸を繰り返し、気持ちと身体を落ち着けることから始まります。そしていくつかのポーズを取るわけですが、ポーズを取りながらも胸を開き深呼吸を心がけます。深呼吸を繰り返すことによって、体の隅々にまで新鮮な空気が流れ、また血液やリンパの循環が改善するのを感じます。

うちでは、私がヨガマットを広げると、いつもワンコが1匹飛び乗って自分の場所を確保します。私は、ワンコを避けながらポーズを取らなければいけないので、集中力が多少乱されます。

そういえば、ヨガのポーズには犬のポーズがあります。「下を向く犬のポーズ」と「上を向く犬のポーズ」です。確かにどちらも、犬が起き抜けに背伸びをする際に取るポーズです。うちには犬が2匹いますが、そのうちの1匹はこれらのポーズがとても上手で、ヨガの先生にしたいくらいです。もう1匹は手足が短めなので、背伸びをしても前後に少し伸びるだけで、上下にはほとんど伸びは見られません。

ちなみに「猫のポーズ」というのもあって、これは、四つん這《ば》いになって、背中を丸めたり伸ばしたりするものです。ほかにも動物の名前が付いたポーズがいろいろあります。また、「木のポーズ」や「三日月のポーズ」など自然の環境から取った名前もあります。そして、プログラムの締めくくりは、「屍《しかばね》のポーズ」です。手足を伸ばして寝転がり、全身から力を抜き、瞑想をします。程よい疲れのあとなので、つい眠りそうになります。

クリニックで診療をしていると、「眠れないので薬を下さい」という高齢者の方が多く来ます。本当は、寝る前ヨガをおすすめしたいところです。でも、ヨガも良いことばかりではなく、頑張りすぎると関節などが痛くなったりします。私も一時期、股関節が痛くなり、まっすぐに走れなくなったことがありました。幸いそのうちに治りましたが、健康法は、自分の身体の限度を考え、障害にならない程度の負荷をかけ、上手に続けることが大切だと思います。例えば、ヨガは日常生活とは違う筋肉の使い方をするので、精いっぱいのストレッチをせず、8割程度の少しゆとりがあるくらいで維持するほうがより安全に行えます。

その６　新・ウォーキングの常識

普通の生活の中でいちばん手軽にできる運動は、歩くこと、すなわちウォーキングです。毎朝、私は犬を連れて散歩をしますが、年配の男性や女性が１人で歩いていたり、夫婦で歩いていたりするのをよく見かけます。

　実は私も、腕時計型の歩数計を持っていて、毎日使っています。歩数計は、以前「万歩計」とも呼ばれていたように、健康のためには１日１万歩歩くことがすすめられていました。調べてみると、１９６５年に、日本万歩クラブというものも発足し、「１日１万歩」の普及や実践を行ってきたようです。その団体のホームページでは、「健康を維持するためには、１日３００キロカロリーを運動で消費することが大切で、１万歩を歩けば、それが実現できる」と記されています。

　ところが２０１９年、国際的に影響力が強い医学雑誌『ＪＡＭＡ』に、１日１万歩も歩く必要はない、という記事が出ました。[*5]この調査では、平均年齢が72歳の女性のグループ１６０００人を１日の平均歩数によって４つのグループに分け、４年余りの間の致死率を比べました。

　すると、１日により多く歩いたグループの方が致死率が低いという結果が出ました。しかし、その延命効果は７５００歩までは歩数に比例していましたが、それ以上の歩数では変わりはなかったということです。

最近、日本でも調査や研究が行われた結果、歩数を多く歩くよりは、少し強度の強い速歩などを取り入れて、「量より質」の歩き方が推奨されています。

２０１６年の新聞の記事によると、東京都健康長寿医療センターの青柳幸利氏が、「病気にならない歩き方の黄金律は、８０００歩＋中強度20分」であると提唱しています。これは、１日８０００歩歩き、そのうち20分間は中強度の歩きをする、ということです。

中強度の歩きとは、「何とか会話できる程度の速歩き」のことで、運動強度を高めることによって、骨や筋肉に適度な刺激を与え、骨密度や筋肉量の低下や体温の低下を防ぐことができるからだそうです。彼によれば、運動をやりすぎても免疫力が低下するなどの障害が出るリスクがあるとのことです。

同様に、信州大学医学部の能勢博氏も、ウォーキングに早歩きを取り入れるべきだとすすめています。彼は、１日１万歩歩いた人のデータを集め、その効果を調べたところ、顕著なものは見つかりませんでした。

そこで、体力を向上させるためには、運動強度を強めるべきであるという結論に達しました。ジムで機械を使ってトレーニングするのが正統的ですが、普段のウォーキングを工夫しても同様の効果が得られるということです。彼は、早歩きを３分間と普通歩きを３分間を繰り返す「インターバル速歩」をすすめており、週に早歩きを合計１時間する、または相当する強さの運動をすると体力が向上すると結論付けています。[*6]

さて、私はというと、平日、家事や仕事をする日常生活だけで、８０００歩前後歩いていることが多いようです。ほかに用事があり多く歩く日には、１００００歩を超えます。

でも、特に早歩きはしないので、多く歩いた日でも、運動をしたという実感はあまり湧きません。運動をしたと実感し、食事前になると健康的にお腹が空いたと感じるのは、やはりエアロビクスをしたりゴルフコースを回ったりというような、特別な運動をした場合です。ただし、仕事のある日にはなかなか時間が取れないので、特別な運動は週に1回できれば良いほうでしょう。今後は普段から、ただ歩くだけではなく、早歩きも取り入れていきたいと思います。

その7　インターネットでワークアウト

私は昔からスポーツジムに通っては、エアロビクスやヨガなどのクラスを受けていました。定期的に適度な運動ができて健康のためにも良いし、スポーツのあとでシャワーを浴びてさっぱりするのも好きでした。

ところが3年ほど前に、通っていた近くのスポーツジムが急に閉店になってしまいました。インターネットで調べると、別のスポーツジムは家からは遠く、しかも混んでいるようです。

それなら、いっそインターネットのプログラムを家でやってみようと思い立ちました。

試みにジムで顔見知りの2人に、「インターネットでやっているエアロビクスを家でやってみようと思う」と打ち明けると、1人は「ふうん」と聞き流し、もう1人は「そんなの絶対無理、続きっこない」と即座に全否定でした。同意してもらえなかったので少し拍子抜けしましたが、とりあえず自分1人でやってみることにしました。

さて、実際やり始めてみると結構楽しくて、もう1年以上、週に1、2回続けています。新型コロナの時代にもぴったりな、ネットでするワークアウトにはいろいろなメリットがあります。

まず、たくさんのプログラムがあるので、自分に合ったものや興味のあるものをいろいろ選べます。私はエアロビクスを主に楽しんでいますが、時々ヨガやストレッチ、またバレエとストレッチを合わせたようなバレトンというプログラムも試しています。レベルもいろいろあり、インストラクターも何十人もいます。

例えばエアロビクスであれば、初級エアロ、初中級、中級、そして上級といった具合です。インストラクターも女性も男性もいて、説明が丁寧な人、ユーモアのある人、元気いっぱいの人など好きな先生のプログラムも選べます。

ジムに通うのと比べて圧倒的に良いことは、ＤＶＤを見るようにいつでも自分の好きな時間にできるということです。また、自分がうまくできないところは、繰り返し再生して習うことができます。ステップが複雑でスピードについていけない時は、スローモーションでも見ることができます。
　以前スポーツジムでエアロビクスに参加していた時には、難しいステップなどはついていけないうちにレッスンが終わってしまうので、ステップも覚えられずなかなか上達しませんでした。今は、一連の動きを覚えてしまうまで練習できるので、空いた時間などにもステップを踏んだりして運動できます。

　逆にデメリットとしては、やはり私のジム友（？）がいみじくも指摘したように、自分で続けるというハードルが高いことでしょう。場所と時間、そしてやり続ける意思がないと、なかなか続けられません。周りにほかの人がいないのは気楽ですが、実際のジムで味わう熱気には欠けます。また、ジムのように大きな鏡はなく自分の姿は見えないので、うまく運動できているかどうか、今一つ確かではありません。

　でも、新型コロナで外出がためらわれる今の時代の運動方法としては、ぴったりだと思います。将来的にもっと楽しめるためには、オーディオ技術が進歩し、一般家庭の居間でも、スイッチ一つで四方の壁が鏡になって自分の姿をチェックできたり、大画面スクリーンになって画像や音楽が臨場感あふれるように体験できたりすると、どんなに素晴らしいことでしょう。
　さらにＩＴ技術も進歩して、インストラクターの姿がホログラムのように３Ｄで見ることができたり、ロボット技術が発達してロボットが目の前でステップを踏んでくれたりすると、外出するより家の中でいるほうが絶対楽しくなると思います。

その8 下半身の筋力強化：バレトンがおすすめ

私は医者という仕事柄、患者さんに健康のアドバイスをするので、自分も健康維持には十分気を付けているつもりです。ところが、やはり寄る年波には勝てず、最近下半身の衰えを感じるようになってきました。

まず一つ目は、あしがしばしば攣《つ》るようになってきたことです。ここに「あし」と書いたのは、脚にも足にも起こるからです。いわゆる「こむら返り」と呼ばれる下腿《かたい》またはふくらはぎ（これは脚の一部）が攣ることが多いのですが、足先にキュッと力を入れたり足の向きを代えたりする場合に足指が攣ることもわりとあります（こちらは足）。

衰えを自覚している二つ目は、ワンコを抱いたり大きめの荷物を持ったりしながら階段の上り下りをする際に、身体がよろけたりして転びそうになることです。こちらはバランス力や体幹・下肢の筋力低下によるものでしょう。

一つ目のこむら返りは医学用語では有痛性筋痙攣《けいれん》と呼ばれ、筋肉が異常に収縮し戻らなくなった（痙攣）状態を指します※。筋肉は両端が腱と呼ばれる硬い筋のような組織になっていて、腱の先が骨や関節にくっついています。筋肉を縮めると腱が引っ張られて、関節で手足が曲がったり伸びたりする仕組みになっています。

筋肉には、筋紡錘《ぼうすい》と腱紡錘という、筋肉の伸び縮みを感じ取るセンサーが備わっています。筋紡錘は筋肉内に存在し、筋肉が伸びすぎないようにコントロールしており、腱紡錘は腱内に存在し、腱が伸びすぎないように（すなわち筋肉が縮みすぎないように）コントロールしています。腱紡錘の働きが低下すると筋肉が異常に収縮し、痙攣を起こした状態になります。これがふくらはぎに起こったのがこむら返りです。

腱紡錘の機能低下の原因の主なものには、カルシウム・マグネシウムなどのミネラルバランスの乱れ、脱水気味などの水分不足、冷えなどの循環不良などがあります。私の場合には、冬の室温低下や夏のクーラーで脚が冷えた場合に起こることが多いようです。

対策としては、筋肉をストレッチしてほぐすことです。そうすることによって、血行が改善し、攣りにくくなります。直接的には下腿・ふくらはぎのストレッチ、すなわち準備運動などで定番の、アキレス腱を伸ばすストレッチをすることです。これは同時にふくらはぎのストレッチにもなります。

さらに下半身の筋肉強化もしたければ、大きな筋肉の筋肉量を増やすトレーニングも行うと、身体の代謝率も上がり、より健康的になります。フィジカルトレーナーの中野氏によると、具体的な運動としてはスクワットやヒップリフト、レッグカールなどがあります[*7]。運動量としては、20回×２〜３セットすることがおすすめだそうですが、私が実際にやってみるとかなりきつい運動です。

中野氏によれば、強めの運動を行うことで筋肉に軽度の傷ができ、その傷が修復される時に筋肉量が増すので、後から筋肉痛を感じるようなきつめの運動がおすすめということです。

必要な筋トレの内容はわかりましたが、より楽しく運動できる方法として私はバレトンというプログラムを思い出しました。バレトンとは、ニューヨーク発祥のバレエとフィットネス、ヨガを組み合わせた有酸素運動です。

私が愛用しているフィットネスサイトにバレトンのプログラムがいくつかあり、これは足や足指の筋肉を含めた下半身の筋力増強に役立ち、また体幹やバランスのトレーニングの要素もあります。

準備運動は足指や足底のストレッチから始まり、フィットネスのパートではスクワットやランジなどの大きな筋肉を使う運動が組み合わされます。個々の動きは8回や12回繰り返し行いますが、音楽のリズムに合わせるので、呼吸をしながら楽しく動くことができます。

バレエのパートでは、脚や手をバレエの振り付けのように動かすわけですが、インストラクターから、「ここは素早く動かして」「ここはゆっくり軽やかに」などと指示が入ります。私は今までバレエを習った経験はありませんが、脚をゆっくり上げ下げするためには、見た目よりもかなり筋肉を使わなくてはいけないことを実感しました。

バレリーナの重力を感じさせない優雅で軽やかな動きは、実は筋力がとても必要な動きなのでしょう。バレトンで鍛えれば、私の二つ目の問題のバランス力や体幹の筋力も鍛えられると思うので、一挙両得です。それまでは転ばないように階段の手すりを持って、安全第一でいきたいと思います。

※筋痙攣、ＭＳＤマニュアル　プロフェッショナル版　２０１６年

その9……シニアのスポーツ：私の5ヵ条

私のスポーツ歴を思い返してみると、仕事や子育ての間に時間を見つけてスポーツをしていた30代40代の頃はスポーツジムでの水泳やエアロビクスなどのクラス参加が主で、「(ちょっと無理しても) できるだけ頑張る」がモットーだったように思います。今還暦を過ぎてスポーツすることに際して考え直してみると、やはり心身の衰えに合わせた心構えが必要だと思います。そこで「私の５ヵ条」としてまとめてみました。

①スポーツは健康増進のためと心得るべし

別の言葉で言えば「無理をしない」ということでしょうか。私も子供たちが独立し、自分の仕事も先が見えるようになり、自分自身のこれからの余生の過ごし方を考えることが多くなりました。趣味や旅行、食べ歩きなどの楽しみをしようと思ったら、やはり「健康」が大事だと痛感します。

そしてスポーツをするとなれば、上手になりたい、より上のランクに進みたいと言った欲が出てきがちです。でも、無理をせずに、まずは健康増進に役立つということで満足したいと思っています。

②痛みや異常を感じたら、いったん中止すべし

身体の一部に痛みや違和感を感じるということは、身体からの注意信号です。スポーツ選手でも、肘や腰の痛みや障害などで休業が必要になることがあります。私もこれまでゴルフで肘が痛くなったり、ヨガで股関節が動かしにくくなったり、原因は不明ですが腰痛になったりしました。故障が出たらまず安静に、そして悪くなったら病院へ行きましょう。良くなったら、再発を予防するためにやり方を考えたり、筋肉を鍛えたりするのが良いと思います。

③自分の心身の状態を軽んじるべからず

スポーツは体調万全の状態で行うことが理想的ですが、私も寄る年波には勝てず、寝不足だったり疲労が長引いたりすることが、若い頃と比べてより頻繁にあります。調子が良くなくてもそれなりにスポーツはしたいので、自分の体調を見ながら適度にするのが良いと思っています。

④周囲への配慮を忘れるべからず

特にゴルフは紳士のスポーツとして知られており、ルールやドレスコードなどが厳しくなっています。新型コロナウイルス流行の現在では、クラブハウス内でのマスク着用や感染予防などの対策もしっかり取られており、利用者もおおむねルールを順守しています。

ほかのスポーツでも、自分の周囲に目と気を配ることは大切で、ウォーキングでは他の歩行者や自動車に留意したり、スポーツジムでは他人との距離やマシンを使う順番などのルールを守ることなどが挙げられます。自分だけではなく、周りの人々も気持ちよく過ごせることが大事だと思います。

⑤楽しんでスポーツをするべし

最後になりましたが、やはりスポーツは楽しんでやりたいものです。健康のためにしなくてはいけないと義務感でするのではなく、自分がやりたいから、楽しいからするのでなければ長続きしません。「好きこそものの上手なれ」ですね。

私が今いちばん集中しているのはゴルフです。ゴルフの腕はまだまだですが、私も少しずつゲームメーキングのやり方がわかってきました。最初はティーグラウンドに立っても、どう打てば良いのかわからず、「えーい、ままよ」という感じでした。

最近はこれから打つ飛球をイメージして、集中力を高めて打つように努めています。集中力が高まると、自分とボール、そしてコース以外のものの存在が遠のき、ショットの瞬間は静けさと刹那《せつな》さというか「今しかない感じ」があります。これがスポーツの醍醐味ではないでしょうか。そして結果はどうあれ、終わった後の達成感と次の食事およびビールの美味しいこと！

その10　…………　フットケア、私の場合

最近の研究では、速く歩く人は健康寿命が長い傾向にある、すなわち介護を必要とせずに生きている期間が長くなるそうです。確かに高齢者で介護ケアを受けている人々は、自力歩行が困難なことが多く見られます。

原因としては、脳や心臓、肺の病気があったり、そうではなくても下肢の筋力低下があったりします。さらに、高齢者には、外反母趾《ぼし》や巻き爪、白癬《はくせん》や浮腫など足に病気が見られることもあります。足の問題は、脳や心臓の問題と比べると軽く見えますが、長い間に病気が進行したり、末期まで進んでしまうと、治すのがとても困難になります。

例えば、外反母趾や巻き爪が進行すると、痛みで歩くのが困難になります。白癬では爪が肥厚、変形してしまい、容易に爪を切ったり削ったりできなくなります。また、浮腫も痛みや感染のもとになりがちです。従って、まだ若いうちから、病気や異常が見られ始めた時から、少なくとも深刻な問題になる前に、足のケアに気を配るべきだと思います。

実は私の場合も、長いこと足の問題で悩んできました。症状としては、少し歩いただけですぐ足が疲れてしまい、足底が痛くなるというものです。私の足の何が問題なのか、そ

してどうすれば良くなるのか、いろいろと試行錯誤してみました。

まず、カスタムメイドな靴合わせをしてくれる靴屋に行ってみました。そこでは、私の足の３Ｄの画像を撮りましたが、私の足の形は特に問題ないということでした。次に、皮膚科を訪れました。というのは、私の足の裏には部分的に固いところがあり、時々魚の目ができていたからです。皮膚科では、私の足の裏の皮膚はとても薄いので、所々厚くなっているところが痛く感じられるのでしょう、ということでした。しかもその原因は、たぶん加齢によるものでしょうと。これらのことから、私の足には大きな問題がないということがわかり、ホッとしましたが、問題は解決されないまま残りました。

次に、私はもっとフットケア一般について自分で習ってみよう、と思い立ちました。フットケアには二つのタイプがあります。一つは医療的なフットケア、もう一つは美容的なフットケアです。

日本では「足の医者」というものに馴染みがありませんが、西洋医学では、「podiatrist」と呼ばれる専門医がいます。Podiatrist とは、足、かかと、そして下肢の病気や異常を扱う医師です。

まず、医療側から見たフットケアを学ぼうと、私はドイツ式の Foot and Shoe Institute で医師向けの１日コースを受けました。このコースでは、足の爪の検査の仕方や、ワイヤーを使った巻き爪の矯正の仕方を習いました。美容的なフットケアについては、東京にある専門店に行って、足の施術を受けてみました。美容用途のフットケアセンターはたくさんあって選ぶのに迷いましたが、このセンターはある製薬会社が職員の健康のために開いたものを一般に開放したものだったので、たぶん良心的だろうと判断しました。

私はここで電気やすりを用いた、30分ほどのケラチン除去を受けました。たった1回の施術で、私の足の裏は固い部分が取れ、滑らかですべすべになりました。その効果は著しく、施術後は歩くのにまったく痛みを感じなくなりました。しかし、数週間のうちにまた足の裏は元のようにでこぼこになってくるので、時々通わなければなりません。

さらに私は、普段の足に関する生活習慣をもう一度見直して、良くない癖は直そうと決心しました。まず、靴下を5本指タイプのものに替えました。今までの靴下では、足の指は靴下の中でずっとギュッと押されている状態です。一方5本指の靴下では、1本ずつの指が離れるので、横からの圧力が少なくなります。そして指をもっと自由に動かせるので、歩く際に指の力をもっと使うことができます。

次にパンプスを履くのを止めて、スニーカーやインソールの厚く、柔らかな靴を履くようにしました。厚いインソールは、歩く時の衝撃を和らげてくれて、より快適に歩けます。そう思って電車の中を見回すと、老若を問わず、スニーカーを履いている人を多く見かけます。

また、雑誌の広告で、ビジネススーツにスニーカーを合わせるという写真も見ました。スニーカーは今はやりのアイテムのようです。もっと多くの人々が、フットケアに関心を持ってくれると良いと思います。

その11　人間の宿命、腰痛とその対策

人類はほかの哺乳類と同様本来４本足歩行の動物でしたが、そこから進化して２本足歩行となったために両手を自由に使えるようになり、道具を使って文明が発展したと言われています。けれども２本足歩行となったがための弊害もあり、その一つが腰に上半身の負担がかかるようになったための腰痛です。実際、日本人で腰痛を持っている人は３千万人もいて、そのうち85％は原因が特定しにくい非特異的腰痛だということです。

私もこの冬の間、特に腰に負担をかけたという心当たりはないのに、しばしば腰に軽い痛みを感じることがありました。痛みを感じるのは、身体を動かしたりひねったりする場合で、場所はその時によって右腰だったり左だったりします。

そして、大抵は半日から１～２日で良くなります。痛みの程度は軽く、しばらくすると良くなるのでそのままにしていましたが、一度病院で検査したほうが良いのか、また予防するために普段運動などしたほうが良いのかなど疑問が出てきました。

ＮＨＫ健康チャンネルによると、腰痛の危険度としては、「身体を動かした時だけ、腰だけ痛む」場合には、当面の危険はないそうです。対処法としては、①適度な運動を行う、②できる範囲で通常の生活を続ける、③ストレス対策を行う、がすすめられています。

痛みがある場合には、じっと安静にしているより、適度な運動を行ったり、できる範囲で通常の生活を続けることが大切だそうです。逆に危険度が高いのは、「じっとしていても痛む」「背中が曲がってきた」「お尻や脚が痛む・しびれる」「脚のしびれにより長く歩けない」などの場合で、脊椎や内臓の病気や神経の障害の可能性があるので、医療機関を受診する必要があります。

　腰痛予防運動に関しては、私はこれまで、腰回りの筋肉を鍛える運動、すなわち腰の曲げ伸ばしやひねりに直接関係のある筋肉を鍛えることだけが有効だろうと思っていました。ところが、実は腹筋を鍛えることこそ重要であると、今回初めて知りました。そして、腰につながっている横腹筋や多裂筋といったインナーマッスルを鍛えて、腰に良い姿勢を保つことも大事なようです。

　さらに腰回りを動かす簡単な「これだけ体操」というものもインターネットで見つけました。これは、腰を前や後ろ、そして左右に押しながら少し曲げる体操で、どこでも手軽にできます。また、この体操で、手で腰を一方向に押して違和感や痛みを感じれば、自分でもどこがどの程度痛いのかがわかるので、腰痛の程度や回復の程度も自己判断する目安にもなりそうです。

　最後に、腰痛対策として、ストレス対策が挙げられていましたが、これは痛みを感じるメカニズムと関係があります。痛み刺激を受けると、脊髄から脳内の視床へ、そして大脳皮質へと刺激が伝導され、痛みを感じます。ところが、神経系は痛みを感じるだけでなく、実は、そのあとに痛みの抑制機構が働き、いつまでも痛みを継続させない仕組みにもなっているのです[*8]。

具体的には、ドーパミンやオピオイド、セロトニンやノルアドレナリンなどの神経伝達物質が放出され、疼痛《とうつう》経路が遮断されます。確かに、痛みを感じるのは生物の生存にとって必要なことでしょうが、いつまでも強い痛みを感じていると、ほかの行動ができなくなります。とても合理的な調節機構が備わっていると感心してしまいます。

ただし、実際に強い痛みを感じる場合には継続することが多いので、痛みの抑制機構がどの程度働いているのか、どうしたら確かめられるのか、という疑問も残ります。

さらに、痛みの感じ方には、心理的な状態も大きく影響します。慢性的にストレスやうつ、不安を抱えていると、上に述べた痛みの抑制経路が抑えられてしまい、ドーパミンなどが放出されにくくなってしまいます。その結果、痛みをより強く、より長く感じるそうです。そこで、そういったストレス対策として、ストレスとなっている原因を除去する、楽しいことを考えたり実行したりする、などが効果的です。

ただし、慢性疼痛を訴える方は、「いつも痛い」、「ずっと痛い」と思い込んでしまっているので、なかなか気持ちを変えさせることは困難だと思われます。

その12　患者へのアドバイスの伝え方

私はかかりつけ医として、慢性疾患を抱えていたり、いくつも薬を飲んでいる患者さんを長年診ています。

かかりつけ医の仕事は、単に診察や処方を行うだけではなく、健康相談や生活指導なども重要な仕事になっています。指導事項として頻度の高いものは、高血圧・高脂血症・糖尿病のメタボ疾患を持つ方に生活上のアドバイスをしたり、長期間睡眠薬や痛み止めを飲んでいる方に薬の減量や中止をすすめたりすることです。

具体的には、「間食は少し控えて」「アルコールを飲まない休肝日を作りましょう」「タバコの本数を減らしましょう」などと、医学的に適切ですが、常識としても広く知られているようなことが多く、相手も聞き飽きていると思われます。診察時には、「はい、わかりました」と一応肯定的に返事してもらうことが多いですが、実際は、反応が薄い聞き流しや、「来客があって飲むことが多かったので」など言い訳も聞かれます。患者さんにしてみれば、今まで何十年も続けてきた生活習慣を、急に変えろと言われても難しいことでしょう。

とは言っても、こちらもかかりつけ医としての責任上、病気が改善しないのはともかく、悪化してしまうのを、ただ手をこまねいて見ているわけにもいきません。私も、「どうすれば説得力があるかな」と考えてみて、専門の機関や専門のドクターから得た知識であることを枕詞に使うようにしてみました。

「厚労省の発表では、高齢者が睡眠薬を長期的に使うのは良くないようですよ。必要な時だけにしていくほうがおすすめです」「痛みの専門医が先日勉強会で言っていましたが、痛み止めはずっと使うとだんだん効かなくなってきます」

私としては、専門ドクターからの、実験や臨床でのエビデンスのあるアドバイスなので、具体的で信ぴょう性が高く、おすすめ度も高くなっているつもりです。でも、患者さんの反応は今一つというところでしょうか。

それに比べると、私自身や家族、知り合いを引き合いに出すのは、結構効果的です。高齢の患者さんが軽い不眠を訴えた場合、「私もそうですよ。年を取ることが不眠のいちばんの原因なので、若い時のようには続けて眠れません。1日5～6時間眠れれば、大丈夫です」と様子を見てもらいます。

また、何かの疾患を疑い専門医受診をすすめる際にも、「私の親なら、やはり一度受診して詳しく調べてもらうことをすすめます」。すると、目の前にいるドクターやその家族もそうなら、と患者さんやその家族にも結構納得してもらえます。

読書家で知識の多い患者さんには、有名な作家の言葉が効きました。その患者さんは長年耳鳴りがあり、耳鼻科で何度か調べてもらっても特に問題なく、処方薬を服用し続けています。その方は、「ほかの人にはわかってもらえない症状ですが、仕方がないのでしょうね」とつぶやきます。

私は、最近読んだ五木寛之の『孤独のすすめ』からの抜粋を紹介しました。[*9]「年を取ってきたらいろいろ体に不具合が出てくるが、それは『あきらめる』のが良い、あきらめるとは『明らかに究める』ことである、と書いていましたよ」と紹介すると、「『明らかに究める』ね。それは良い言葉ですね」と納得されました。

私からすると、専門ドクターの意見のほうが医学的には正しく、信頼すべきと思いますが、「有名な人が言った」というのは影響力があるのでしょう。ちょっと話がずれますが、女優さんが宣伝している化粧品の人気と同様な感じがします。女優さんは綺麗なので化粧品の広告に使われるわけですが、テレビのコマーシャルを見ると、まるでこの化粧品を使うと女優さんのように綺麗になれるような感じを起こさせます。どう考えても原因と結果が逆のような気がしますが。やはり有名人の影響力は大きいということでしょう。

このように、どう言えば患者さんに納得してもらえるかと四苦八苦している私ですが、たまにすんなり聞き入れて実行してくれる方もいます。

先日、高齢者の患者さんが、「最近、体重が2kg増えました」と報告してくれました。「どうして増えたのでしょうね」と聞くと、「先生にお肉を食べるようにと言われたので、頑張って食べるようにしました」というお答え。そういえばこの方は体形がスリムで、食《しょく》思《し》低《てい》下《か》気味、血液検査でも貧血気味でした。

そこで私は2ヵ月ほど前に、「お肉を食べると鉄分も補給されるので、貧血にも良いですよ」とアドバイスしていました。普通にアドバイスしただけでも、こんなに素直に真面目に聞き入れてくれるなんて、と感心し、ちょっと驚きました。

その13　夢のお告げ　または　記憶のフィルタリング

夜中に目が覚めた時に、日中起こった出来事の一部分がパッと記憶によみがえって、しばらく眠れなくなることがあります。私の場合、何か悩み事や考え事があって眠れないというのとは違って、日中はあまり気に留めずにスルーしたり、忙しさに紛れて忘れていたりする出来事について時々起こります。大抵は仕事つまり診療に関する事柄です。

患者さんへの説明や検査、治療などについて、「こういうふうにしたほうが良かったかも」というたぐいです。思い出してしまうと、「あーあ、夢の中でも仕事をしていたのか」と軽くがっかりしますが、単に忘れていたことを思い出す、というのともちょっと違う気がします。というのは、実際の場ではまったく気にしなかったこと、そしてその後覚えていなかったことでもよみがえってくることがあるからです。

自分が自覚していなかったことだとしても、やはり気になったことなので記憶のどこかに引っかかっていたのかもしれません。見過ごしていた事柄について、もう一度考え直すきっかけを与えてくれるので、私はこれを「夢のお告げ」と呼んでいます。

よく気の付くアシスタントのようでありがたいような現象ではありますが、夜中に一度気になると、詳細を思い出そうと努めたり、病気や治療について調べないと気が済まなくなるので、その後しばらくは寝付けなくなります。そして、その場で気づいて解決しておけば良かったのに、とフラストレーションが溜まります。

夢が記憶と関連があるという説は、昔からいろいろあります。精神分析学で有名なジークムント・フロイトの『夢判断』では、夢は無意識的な記憶からきている願望であると記されています。

また、ノーベル賞学者のフランシス・クリックは、眠っている間に記憶の取捨選択がおこっているという説を提唱したそうです。最近の研究では、睡眠によって記憶が定着したり、逆に消去されたりすることがわかっています。そして、「レム睡眠」と呼ばれる、夢を見ているとされる時間帯には、脳の海馬や扁桃体などが活性化されているそうです。海馬は記憶の中枢、そして扁桃体は不安や好き嫌いなど情動に関連した部位です。

もしかすると睡眠中に意識的や無意識的な記憶をまとめてフィルターにかけ、長期記憶に残すものと消去するものの選別を行っていて、その中から意識していなかった記憶がすくい出されるのかもしれません。

さて私の対策としては、日頃から少しでも気にかかったことは、できるだけその場で解決するようにし、夜まで持ち越さないように努めています。検査や治療に関する知識を整理したり、自分なりの方針を明確に確立したり。また患者さんやその家族に適切にアドバイスができるように、医療だけでなく介護分野のことも頭に入れたり。たぶん何ごとでもそうでしょうが、１件解決すれば、類似事項に関しては次から前もって対処できるようになります。

特に医療に関しては、ＳＦ小説で起こるような奇想天外なことはまず起こりません。人間の身体に起こることは限られています。とは言っても、最近の新型コロナウイルスのパンデミックに関しては、誰にとっても予想外の状況になっていますが。私も「夢のお告げ」で鍛えてもらったおかげで、最近は夜中の悩ましい時間をあまり持たずに済んでいます。

その14　ニュースとデマと現実と：新型コロナウイルス感染によせて

２０２０年３月８日までに収集可能な情報をもとにこのエッセイを最初に書きました。そしてほぼ９ヵ月後の12月３日に、最後の段落に追加の情報とコメントを書き加えています。

２０２０年１月後半に中国の武漢で新型コロナウイルスの集団感染が報道されました。武漢では、連日感染者と死亡者がうなぎ上りに増え、早速その地域の出入りは禁止され、隔離策が取られました。日本政府の広報やテレビでの報道は、「冷静に受け止め、行動して下さい」ということでした。人ごみを避ける、不要不急の外出は控える、一般の感染症対策としてマスクや手洗いをする、というアドバイスでした。

２月に入ると、「中国に滞在した人またはその濃厚接触者」の感染リスクが高いということで、それに該当する場合には、帰国者・接触者相談センターすなわち保健所を案内する程度の対策でした。

その後は日本国内でも感染者が次第に増え、人から人にうつるということで、「発熱４日間までは自宅待機、その後は対応可能な医療機関へ」という方針に変更されました。２月末には首相自ら演説し、「小中高等学校は３月中は閉校」という思い切った手段が取られました。

３月に入っても、毎日感染者は増え続けています。日本では１日数十人単位で新しい感染者の数が増えつつあるのが心配ですが、韓国、イラン、イタリアなどでは、毎日数百人ずつ爆発的に増えています。もう地球規模でパンデミックと言える状況ではないでしょうか。

その間に、マスクや消毒用エタノールは品切れになってしまいました。一方、ＷＨＯ（World Health Organization：世界保健機関）からは、「子供は新型コロナウイルスに感染しにくく、重症になりにくい」「マスクは、感染予防には推奨しない」という情報が出されました。

もともとマスクは、使用者が咳やくしゃみをする際に、その飛沫《ひまつ》が広く飛び散ることはある程度防げますが、ウイルスなどの微生物が侵入するのを防ぐことはできません。また、自分の手や皮膚に付着したウイルスがあっても、眼・鼻・咽喉《のど》などの粘膜に付かなければ、体内に侵入しません。これらは、医師であれば一般的に知っている情報です。従って、外出から帰宅したら手をエタノールで消毒したり、水で洗ったりして、手から眼や口に入らないように注意することが大事だと言われています。

マスクの推奨度合いが日本のニュースとＷＨＯでは異なっているので、正確なところをネットで調べてみました。ＮＨＫのＮＥＷＳ ＷＥＢでもこの問題を取り上げていましたが、「予防効果はあるかもしれないが、科学的なエビデンスがない」とどっちつかずの結論です。また、朝日新聞の記事では、マスクの穴の大きさと微生物の大きさが比較されていました[*2]。

マスクの穴は見えないほど小さいですが、直径５マイクロメートル（マイクロは10^{-6}なので、１マイクロメートルは１ミリメートルの１０００分の１）だそうです。ウイルスは０・１マイクロメートルなので、マスクの穴の50分の１の大きさです。ウイルスはマスクをスイスイと通れそうですね。

一方、スギ花粉の大きさは30マイクロメートルというオーダーなのでマスクの穴より大きく、こちらはマスクで予防効果があります。この記事を書いた医師も、ウイルスに感染した本人がマスクをするのは、飛沫を防ぐ意味で重要だが、一般的な予防にはマスクより手洗いのほうがもっと重要だと主張しています。

さて、ここからはデマの話題です。2月末に、トイレットペーパーやティッシュペーパーがなくなる、というデマがＳＮＳで流れました。中国で作れなくなっているから、という理由でした。

すると、あっという間にお店の棚からトイレットペーパーが消えました。デマに踊らされたのでしょうか？　それとも半信半疑でお店に行ったら品物がなくなっていたので、買い占めに走ったのでしょうか？　すぐさまテレビのニュースでも、この情報はデマだと報道されました。

コロナウイルスよりデマのほうが早く拡散するとは、驚きました。みんながマスクをしているという現実、トイレットペーパーが店にないという現実の力は強いですね。デマや正しくない情報は、理性で判断することが大事だと思います。

さて、前述の新型コロナウイルス感染症第一波から半年ほど経ちました。夏には第二波のＰＣＲ陽性者増加があり、12月3日現在、第三波の真っただ中です。

一般の人々の感染症予防対策は、２０２０年の流行語大賞にもなった「3密」を避けることで、今までと変わりはありません。3密とは「密閉」「密集」「密接」で、ソーシャルディスタンスを適切に取ることが重要です。感染経路も飛沫によるものが最多だということがわかり、マスクである程度防げるので、今はマスクの重要性が世界的にも認められています。

このエッセイの前半を書いた3月と違うのは、マスクや消毒液が日常的に手に入るようになったことです。また、この感染症は当分継続するであろうという見通しとなり、ウィズコロナの新しい生活様式を続けなくてはなりません。明るいニュースとしては、①海外でワクチンが開発され高い効果が確認されたことと、②日本の新型コロナウイルス既感染者で調べたところ、有効な中和抗体が6ヵ月後も体内に残っていることなどです。

数種類のワクチンが安全で効果があると各国の承認を受けており、イギリスやアメリカで大規模に接種されています。日本にも２０２１年前半には入荷され、接種が開始される予定となっているそうです。また、恐れられていたインフルエンザの同時流行も今のところ起こっていません。誰もがマスクや手洗いなどの予防策に気を付けるので、ほかの感染症も抑えられているようです。

さらに、アメリカ Bloomberg 社の新型コロナウイルス感染症耐性国別ランキングでは、日本が第2位にランクされました。これは、感染者数、致死率、検査の陽性率、ワクチンの確保などを基準に点数化して国別に評価したものです。第1位はニュージーランド、第3位は台湾でした。これらの明るい兆しを頼りにして、今後の新型コロナウイルス感染症の波も何とか乗り越え、生活が少しでも正常に近づくのを願っています。

その15　西洋医学がだめなら東洋医学はどうですか？

高齢者の患者さんが訴える身体の不具合の中には、検査しても異常が見つからなかったり、薬を飲んでもなかなか良くならない場合があります。すると長い間同じ訴えが続き、本人もずっと悩まされて困っていたりします。そんな場合には、私はいろいろな生活上の工夫をすすめたり、東洋医学的なものを提案してみたりしています。

高齢者施設で生活していたある高齢女性の患者さんは、長年耳鳴りに悩まされていました。耳鼻科で何度か検査しても特に異常なしという結果です。耳鼻科で処方されたビタミン剤や末梢《まっしょう》循環改善薬を飲み続けていますが、効果はあまり感じられないようです。診察の際にも、「耳鳴りはずっとありますが、ほかの人にはわかってもらえないので言わないようにしています」と諦めた様子です。

この方は、本、なかでも辞書が好きでよく読んだりしているそうです。耳鳴り以外の症状としては、時に頭重感や不眠があり、また胃腸症状などで市販薬を飲んだりしています。

診察のたびに耳鳴りを訴えるので、私はこの方にまず生活改善を提案しました。高齢になると眼の調節機能が低下するので、小さい文字を長時間読むと眼や頭が疲労したり、肩が凝って頭痛やめまいなどの身体の不調が出やすくなります。耳鳴りもそういった疲労やストレスが一因かもしれません。

この方も眼をよく使うような日常生活で、頭重感つまり頭痛や不眠もあるので、疲労が蓄積していると思われました。あまり根を詰めずに休憩しながら読み物をしたり、首や肩の体操をして筋肉をほぐしたり、気分転換をするようにとアドバイスしました。ついでに五木寛之氏が「あきらめるということは明らかに究めること」と、年を取れば不具合はあってあたりまえと著書に書いている話をすると、「それは良いことを聞きました」と納得してくれました。

次に私がすすめたのは漢方薬です。漢方薬は、私自身も風邪気味の場合に葛根湯を飲むなど愛用しています。高齢の患者さんに対しても、胃腸症状のある方に大建中湯や認知症で怒りっぽくなる方に抑肝散などを処方し、比較的良く効くと好評です。もちろんフォローアップをして、効き目がない場合には中止します。

さて、耳鳴りに効果ありという漢方薬はいくつかあり、本人も希望されたのでそのうちの一つを処方してみましたが、あまりはかばかしくないようでした。本人はすすめた私に言いにくいようでしたが、施設の職員の話によると苦い薬は苦手だということでした。漢方薬は大体食前や食間に飲むことになっているのですが、食事の前に飲むと「食事がまずくなる」、それでは、と食後に飲めば「食事の味が台なしになる」と散々な感想だったようです。

この方はほかに肩こりや頭痛の症状もあったので、私はツボマッサージはどうだろう、と思いつきました。実は私自身肩や首がよく凝るので、自己流ですが肩こりのツボを時々押してマッサージしています。
インターネットで調べてみると、耳鳴りや頭痛のツボもいくつかあります。耳鳴りのツボは、やはり耳の前や後ろ、頭痛のツボは頭頂部や後頭部などにあります。私が自分で押さえて試してみると、ジーンと芯に響いてくるのは、耳門《じもん》と呼ばれる耳の前やや上方のツボと翳風《えいふう》と呼ばれる耳たぶ裏側のツボ、そして後頭部の風池《ふうち》でした。くだんの耳鳴りを訴える方に、耳鳴りのツボをいくつか教えると、「早速やってみます」と前向きの返事でした。

その後の診察時にも「先生、ツボの場所はどこでしたっけ？」と聞かれたりするので、その方も熱心ではないにせよ時々試したい気持ちはあるようです。

高齢者で慢性的に身体の不調を訴える方は結構います。病院で検査や治療をしてもあまり改善しない場合には、その状態に付き合って生活していかなければなりません。前述したように少し工夫して生活してみたり、東洋医学を試してみたり、またはほかに楽しみを見つけたりして前向きに生活してもらえれば良いと思います。

その16 肩こりのツボマッサージ

前回に続いて、今回もツボマッサージの話題です。私は、パソコンで同じ姿勢での仕事が多く、肩や首の凝りがいつもあります。

そもそも肩こりとは何でしょうか？　長時間同じ姿勢を続けていたり、同じ力がかかっていたりした場合に、負担のかかる筋肉が固くなって血行が悪くなり、肩が動きにくく重く感じられることを言います。その対処法としては、まず同じ姿勢を長時間続けず、休憩したり首や肩を動かしたりすることを心がけることです。

私もしばらくパソコン仕事をしたら肩や首を動かしたり、軽い運動をしたりするのですが、やはり凝りはなかなか取れません。そこで私が良くやるのはツボマッサージです。肩こりのツボは、首から肩にかけていくつかあります。私が指圧して痛気持ち良い、効き目があると特に思うのは、耳の下端から首前面下端に斜めに走る筋肉（胸鎖乳突筋）に沿った中央と下端の2点と、両肩の肩甲骨上辺の中央にある肩井《けんせい》という肩のツボです。お風呂に入って身体が温まりリラックスした際に、これらのツボを軽く指圧してマッサージをすると、特に良く効くように思います。

ツボは正式には経穴《けいけつ》と呼ばれ、２０００年以上前に中国で確立された東洋医学の一つです。経穴は身体のエネルギーの通り道（経絡《けいらく》）の要所にあたり、そこを刺激することによって、身体の不調を軽減したり調子を整えたりするということです。

私は、西洋医学の解剖学的な神経分布と東洋医学のツボの場所とはあまり関係がなさそうなので、いったいどんな機序でツボのマッサージや鍼《はり》による治療が効くのか不思議に思っていました。

今回ある論文によると、ツボは筋肉を包む筋膜が神経と血管の束で貫かれている場所で、実際に少しへこんだ穴状になっているそうです。[*10] そして鍼灸《しんきゅう》医学の経験を積んだ治療者は触診によって、陥凹・硬結・圧痛のある点をツボと同定し、治療をして筋緊張を緩和するそうです。

東洋医学と言いましたが、実は国際的にも経穴は認められています。２００６年にはＷＨＯによって、ツボの位置に関する世界基準が決められ、治療効果も認められています。60もの国々で行われた1万3千を超える論文をまとめた結果、ツボの鍼治療による効果は、頭痛や腰・膝の痛み、アレルギー性鼻炎、術後や癌の化学療法の嘔気《はきけ》嘔吐《おうと》などに特に効果があるとされています。

ツボはマッサージだけではなく、鍼治療や鍼麻酔にも使われます。30年以上前ですが、私は大学の麻酔科で1年ほど研修したことがあります。その時の医局員仲間で、中国まで鍼麻酔の見学に行った人がいました。彼は帰国してから鍼麻酔下で行われた手術などの写真を紹介してくれ、私はそれを見て驚いたのを覚えています。鍼麻酔の効果は、脳内でエンドルフィンなどのモルヒネ様物質が放出され、鎮痛されることから生じるそうです。

第3章

日常生活の
ほっとアクセント

この章では、私の日常生活の中の楽しみの時間を紹介しています。毎日毎日同じように過ごすだけでは味気なく、何かささやかでもアクセントとなる旅行だったり、外食だったり、美術館や博物館めぐりなどがあると生活のリズムに変化が出て楽しいものです。

そういう楽しい時間を過ごすと、しばらく思い出して幸せな気分に浸ったり、去年はこうだったけれど今回はこんなだった、などと比較したりもできます。明日からの生きる活力の足しになる楽しみを見つけましょう。

その1　ミケランジェロと理想の身体／チフリーガラス美術館

2018年9月、上野の国立西洋美術館で開催された「ミケランジェロと理想の身体」を見てきました。ミケランジェロの「ダヴィデ=アポロ」、「若き洗礼者ヨハネ」の彫刻2作品と、その他さまざまな作者による古代ギリシャ・ローマやルネッサンスの彫刻や絵画数十点が集められて展示されていました。

印象的だったのは、やはり圧倒されるような男性美です。均整の取れた身体つきに、標本のようにみごとな筋肉、そしてどこかなまめかしいポーズ。重心を片足に乗せ、もう片方は添える感じの脚のポーズは、「コントラポスト」と呼ばれる決めポーズだそうです。

それ以外にも、身体を少しよじったり、片腕を肘で曲げて上げたり……なにか色っぽい感じがムンムンと漂います。美術館のホームページでも、「古代美術を昇華させたミケランジェロがたどり着いた官能の美」と解説されているので、やはりセクシャルな感動を訴える力があるのだと思います。

ミケランジェロの彫刻だけではなく、唯一写真撮影を許されていたヴィンチェンツォ・デ・ロッシの「ラオコーン」でも、蛇に襲われている3人の男たちが身体をよじり逃れようとしているさまが、何だか色っぽい感じがしました。

もしかして、私の感じ方が一時的にミケランジェロに影響されているのか（？）と思い、帰りに博物館の前庭に置かれている彫像を観察してみました。ロダンの「考える人」、ブールデルの「弓をひくヘラクレス」など有名な作品が置いてあります。これらも男性裸体の筋肉美が表現されていますが、特に官能的には感じられません。

さて、帰宅してインターネットで調べてみると、ミケランジェロのみならずレオナルド・ダ・ヴィンチも、同性愛者すなわちゲイであったらしいとのこと。日本ではあまり表立って言われませんが、優れた芸術家や知的レベルの高い仕事、医者や弁護士などにもゲイが多いことが、アメリカではわりと知られています。

私は以前家族とともにアメリカ合衆国に10年以上暮らしていましたが、その間に3ヵ所の地域に住んだことがあります。合衆国北部のクリーブランド（オハイオ州）、東部のニューヨーク（ニューヨーク州）、そして南部のヒューストン（テキサス州）です。

私のアメリカ生活での後悔がもしあるとすれば、西海岸に住む機会に恵まれなかったことです。西海岸は、温暖な気候、アジア文化に対する近さ、そして自由なフロンティア精神で知られており、私はずっとそこに住むことにあこがれていました。

さて、私たち一家がニューヨークで住んでいた際に、子供たちの通う高校でもゲイの人を招いて、話を聞く機会がありました。娘の1人が早速報告してくれたことには、「ママ、ゲイとかストレートってね、生まれつきなんだよ。右利きか左利きみたいに」はあ、そうなんだ、何かのきっかけで自分はゲイだと気がつくものなんだ、と思いました。

日本ではまだゲイやレズビアンは際物扱いだったりして、「当たり前のこと」とは一般的に捉えられていないのは残念だと思います。でも、アメリカでも、全面的に同性愛者が受け入れられているわけではなさそうです。私たちが進歩的なニューヨークのあとに引っ越した南部のテキサスでは、保守的なお国柄もあり、同性愛者は一般的には忌み嫌われており、うちの娘たちもカルチャーショックを受けていました。

このように私はミケランジェロの美術作品からゲイの社会問題を連想しましたが、次はアメリカ西海岸で訪ねたガラス美術館を紹介します。それまでに私が訪れたことがあったのは日本では小樽、アメリカではニューヨーク州コーニングの美術館などでした。

どちらも実用的なコップや花瓶などを製作している場所で、展示作品も実用的なガラス製品を芸術的に仕上げたもの、という感じでした。ところが、シアトルのチフリーガラス美術館（チフリー・ガーデン・アンド・ガラス）はいっぷう変わっていたのです。

私の娘の1人は、私のあこがれだった西海岸に属するシアトルに住んでいます。そこで私も娘を訪ねた際に、西海岸での生活を少し体験することができます。

２０１８年の秋、私は夫とともに娘一家を訪ね、一緒にチフリーガラス美術館を訪れました。ワシントン州タコマに生まれたデール・チフリーは、アメリカの複数の大学でデザインとガラスについて学んだあと、イタリアのベニスのガラス工場で働き、２０１４年にこの美術館を開きました。

私は、ガラスの美術館というと、ある意味実用的な、芸術的な花瓶やガラスの室内装飾品を想像していましたが、実際はそれとはまったく違っていました。彼の作品はガラスの実用品とは程遠く、巨大だったり、高さが何メートルもあったり、また形はクルクルと巻いていたり、ねじれていたり……そしてとてもカラフルでした。

作品の中には貝殻や蛸《たこ》を模しているモチーフもあり、デール・チフリーの海の生物に対する関心が現れていました。一部屋からまた次の部屋へと、それぞれ違ったテーマの芸術作品が一連のセットで見られ、作者の想像の世界に入ったように感じられました。また、普通の美術館とは違い、写真はいくら撮っても良いことになっています。彼の作品群は、写真に撮るととても「インスタ映え」します。

小さな作品ですが、私が面白いと思ったものが二つありました。どちらもすごくリアルな蛸が主役で、長い脚を波打たせて円柱状の物体につかまっていました。私が知っている限りでは、アメリカ人は大抵蛸を気持ち悪いと思っているようです（日本人は食用にするからか、蛸をかわいいと思うのとは対照的です）。

その点でもデール・チフリーは、とてもユニークな芸術のセンスを持っていると思います。チフリーガラス美術館のホームページでは、たくさんの写真を見ることができます。皆さんもカラフルな作品群を見て、チフリーの想像の世界を味わって下さい。

その2　ダウントン・アビーの魅力

美術館体験は貴重なものですが、身近にも想像の世界を体験できる娯楽はいろいろあります。私は今回、２０１０年から２０１５年にイギリスで放送されたテレビドラマ『ダウントン・アビー』を一気に観ました※。

このドラマは、イギリスのキャサリン妃やアメリカの映画スターなどもファンだということで、人気にさらに拍車がかかりました。舞台は、１９１２年から１９２５年のイギリス、ロンドン郊外のダウントン村で、グランサム伯爵家とその館をめぐるドラマシリーズです。タイタニック号の沈没、第一次世界大戦、スペイン風邪の流行、民権運動などを時代背景に、貴族階級が次第に没落してゆき、一般市民が台頭してくる時代を描いています。

ドラマの最初に、息をのむようなゴージャスなセッティングに圧倒され、魅了されます。お城のような館での日常生活では、たった5人の伯爵家族に対して20人以上の使用人がいて、料理、掃除、庭仕事、運転はもちろん、服の着替えや髪のセットまでやってくれます。用がある時は、ベルを鳴らすだけでメイドがすぐ部屋まで来て、お茶を淹れてくれたり、身の回りの世話をしてくれたりします。

比べてみると、私の家でベルを鳴らしても、ペットの犬にも見向きもされません。『ダウントン・アビー』ごっこができるのは、お屋敷のメイドのつもりで掃除をする時くらいでしょうか。自分の家の掃除だと思うと今一つやる気が出ませんが、『ダウントン・アビー』のメイドになったつもりになると、できるだけ綺麗にしなくては、とはたきを持つ手にも力が入ります。

『ダウントン・アビー』は、人間ドラマもとても面白いのです。伯爵家の家族の居室がある、館の上の階でのドラマ、そして使用人たちの居場所である地下の階でのドラマがそれぞれあり、それらが時に交錯します。登場人物のそれぞれの性格設定もしっかりしており、ドラマが進んでいくうちに、きっとこの人はこう言うだろう、こう行動するだろうと予想がつくようになります。

また、貴族も使用人も皆、結構正直で、はっきりと本音を言ったり、言わないまでもそれと匂わせるので、大体考えていることがわかってきます。さらに、人から言われたことがはっきりと理解できない場合には、「それはなぜ？」「どんなところが？」などとすぐさま聞き返して、具体的で的確な答えを求めます。それから、皮肉を言ったり反論をする際にもユーモアのある言い方をするので、険悪な緊張感が和らぎます。私が海外のドラマや映画を好きである大きな理由は、このように登場人物が割合本音を言うところとユーモアがあるところです。

さて、私が登場人物の中でその人の意見に同感できるのは、やはり年齢や家族状況が似ているグランサム伯爵夫人でしょう。年頃の娘たちを持つ母親としての心情は、私にも良く理解できるところです。夫人は娘たちを愛しており、それぞれの娘のためにいろいろと心を砕きます。

そして、年頃の娘たちに良い結婚相手をといろいろアドバイスをするのですが、時には娘から、「自分の思い通りにしようとしている」と反発されたりします。それでも次第に娘たちの自立を認め、応援し、良き理解者となっていきます。

さらに、このドラマシリーズを際立たせているのは、おばあ様バイオレットの存在です。この方は、グランサム伯爵の実母で、昔ながらの貴族全盛の時代の考え方を持っています。けれども決して頑固一徹ではなく、その場その場でより現実的な選択をします。彼女は一族の長老のような存在なので、大抵の場合は尊敬を払われますが、孫たちからは古い考え方の持ち主だと軽んじられることもあります。

また、彼女はほかの親戚のメンバーともしばしば意見が対立します。その際にも自分の意見をしっかり述べつつ、悔し紛れの捨て台詞を言ったりする姿が、なぜか可愛かったりします。そしてこのはまり役を演じるのが、マギー・スミスという女優で、このドラマでエミー賞やゴールデングローブ賞などの助演女優賞を取っています。

最後に、貴族の女性たちのコスチュームが華麗で、目を奪われることもしばしばです。彼女たちは、夕食が一日のうちの大きなイベントで、そのために正装し、髪をセットし、アクセサリーをつけます。また、外出の際の帽子もとってもエレガントです。帽子のつばが斜めになっていることが多く、リボンや花で優雅に飾られ、顔を華やかに見せてくれます。現代では、結婚式で着たとしても派手すぎるようなデザインですが、古き良き貴族の時代を象徴しています。

※Downton Abbey, Carnival Film & Television Limited 2010-2015

その３　コロナ疲れに観るＤＶＤ

２０２０年春に新型コロナウイルス感染がパンデミックとなり、日本では緊急事態宣言が出され、諸外国ではロックダウンが実施されました。

行動を制限されるのはみんな嫌ですが、感染するのは怖いのであまり外には出たくないし、食べ物の買い物や必要な薬をもらったりの外出はできるのだから、必要最小限の生活は送れます。私も体験していないので正確には判断できませんが、例えば昔の戦時中の生活と比べると、きっと天と地ほどの差があるでしょう。でも期間が長引くにつれ、自由に外出できない、外食や旅行もできないということで、不自由感や閉塞感が次第に溜まってきます。

もし、もっと厳しく外出が制限されたり、欲しい品物が手に入りにくくなったり、そしてそれが長引いたら、と悪い方に想像してみます。家にいて、食べてトイレに行って、寝るだけ……そんな生活を続けるのにどんな意味があるのでしょうか。普段はそこまで考えることはあまりありませんが、今は考える時間はたっぷりあります。やはり、人間らしく生きるためには、人との関わり、つまり社会生活が自由にできることが大切であるという結論に到達します。

さて、本日（5月21日）、首都圏ではまだ緊急事態宣言がしばらく解除されない見通しとなりました。こんな時にＤＶＤでインナートリップをして、コロナ疲れを発散させましょう。

私のおすすめＤＶＤその1は、今世の中を席巻している新型コロナウイルスよりさらに衝撃的な災害ものです。私が今回見たのは、『感染列島』と『ウォーキングデッド』です。どちらも現実の世界よりもっとひどい状態の話なので、「ここまでじゃなくて良かった」「もしもこうなったらどうしよう」と想像して楽しめました。

『感染列島』は２００９年の日本映画ですが、感染源が不明な呼吸器感染症が急に流行し、患者がバタバタと死亡し、院内感染も広がって、医師や看護師も次々と犠牲になります。

今回の新型コロナ感染症を彷彿とさせるどころか、それ以上に深刻な場面が続きます。重症者には人工呼吸器が必要になるのも、実際の感染症と同様でリアリティがありますが、患者がどんどん増えていき、器械が足りなくなってしまいます。

そうなると、助かりそうな患者を救うために、人工呼吸器で治療する優先順位を決めなくてはいけなくなります。世間も殺伐とした状態になり、商品を買いあさる人々も出てきて混乱を極めます。現実の日本も、いつこのようになってもおかしくない状況だったと思い、見ながらハラハラします。

『ウォーキング・デッド』は、２０１０年から放送が開始されたアメリカのドラマシリーズです。主人公の警察官は発砲事件で銃弾を受け、病院で昏睡状態に陥ったまま治療を受けていました。

ある日、病院のベッドで目を覚ましたところ、病院の外では人間が大量に死亡しており、死体がそこらじゅうに転がっています。代わりにウォーカーと呼ばれるゾンビが町中を集団で闊歩し、人間を襲ってはその肉を喰らい、噛まれた人間はゾンビになってしまいます。ゾンビになると、ほかのゾンビたちと一緒にさまよい歩いては人を襲うようになるという身の毛もよだつような怖ろしい世界になっています。

おすすめＤＶＤその２のタイプは、現在の世の中を忘れさせてくれる、対極的なものです。私が観たのは、『かもめ食堂』とＢＢＣのドキュメンタリー『大自然の神秘～氷山の謎に迫る！』です。

『かもめ食堂』は、日本人の女性が主人公で、フィンランドの街で食堂を開きます。おにぎりや日本の定食を出すお店ですが、フィンランド人には馴染まないようで、お客がなかなか来ません。

ある日思い立ってシナモンロールを焼き、店に並べると、少しずつ客が入るようになります。個性的な日本人の女性２人も手伝いに加わり、店は次第に盛況となってきます。フィンランドという、私たち日本人にはあまり馴染みのない外国が新鮮に感じられ、また登場人物の雰囲気もおおらかでゆったりした感じで、癒される映画でした。

最後に『大自然の神秘～氷山の謎に迫る！』では、グリーンランドの氷河に、氷山や物理の学者や水中カメラマンなど、調査チームのメンバーが20名ほど集結します。そして、氷河が海に向かって動いてゆき、その先端から大きな氷山が次々と海に崩れ落ちるメカニズムを調べるという番組です。

調査チームは、氷河の先端や海の中にカメラや観測器具を設置するのですが、いつ氷山が崩れるかわからない危険の中で行わなければならないので、見守るだけでもハラハラします。彼らは、科学者らしく、最初に仮説を立て、それを証明するために観測の計画を細かく立てて、一つずつ実行していきます。この地球規模の広大なプロジェクトを見ていると、日常生活の些末なことをひととき忘れさせてくれます。

その4　ゴルフコースで触れる自然

私はゴルフコースに行くようになってから、自然を気にかけることが多くなってきました。当然ですが、まず天候のことをとても気にするようになりました。天気予報は毎日チェックして、降水確率の低い日を選んで出かけます。ぬかるみなど地面のコンディションや風の強さも気になるので、1～2日前の天気やその日の風力の予報も調べて参考にしています。

さてゴルフ場に着いてラウンドを開始すると、しばらくは自分のゴルフの内容で頭がいっぱいで、ほかのことを考えたり感じたりする余裕はありません。いくつかのホールを回っていくうちにほかのゴルファーたちとも離れ、大自然に囲まれている実感が湧いてきます。

大抵のゴルフコースは森や林の中に造設されているので、かなりの数の木々に囲まれていることはもちろん、遠景には丘や山が見えたりして3次元空間の広さを感じます。日光やマイナスイオンを存分に浴びるので、森林浴気分も味わえます。

これに比べると日常生活の活動範囲は、家と職場、そして時々のショッピングと、地図で描ける2次元的な世界のようで味気なく思えます。もちろん自然と言っても、ゴルフコースは人がデザインして作っているわけなので、十分に人工的ではあるのですが。

ゴルフコースに行くと視覚だけではなく、聴覚や嗅覚もさまざまに刺激されます。春は鶯の鳴き声が始終聞こえますし、夏はいろいろなセミやカエル、秋は虫の声があるなど、自然界の動物たちからいろいろな音が聞こえてきます。カラスは1年中どこのコースでも鳴いています。

コースの途中にある池では亀やアヒルがいることが多いので、亀が甲羅干ししていたりアヒルのガアガアいう声も良く聞こえます。そして漂ってくるのは、葉っぱのにおい、夏場の草いきれや雨上がりの匂いなど。

ただし、かぎたくない臭いもあります。定期的に撒いているのであろう肥料の牛糞の臭いなどです。不思議なことに、嫌な臭いほどそのあと服や身体にまとわりつく感じがするものです。フレッシュな牛糞の臭いは、その日1日食事時にも感じられて閉口します。また、なぜかゴルファーには喫煙者が多く、時にタバコの臭いが流れてきたりします。

街の近くのゴルフ場でさえこれだけさまざまな自然との遭遇がありますが、少し遠征するとさらに日常生活離れした生物に出会えます。

山梨県のゴルフコースでは、カラスよりかなり大きな黒っぽい鳥が地面に悠々と羽をたたみながら舞い降りてきました。鷹や鷲でしょうか。大きい鳥の名前は正確にはわからないので地元の人に聞くと、「トンビですよ」ということでした。ああ、「トンビが鷹を生む」の……。いやいや、トンビも十分に威厳がありました、普段カラスしか見ない目には。

北海道でゴルフコースを回った際には、キタキツネにも会いました。キツネはティーグラウンドにちょこんと座っていたので、驚きました。人慣れしているようで、ゴルフカートに近づいてきたり、私たちが歩くあとをしばらくついてきたりしました。

うちで飼っている犬と少し似ていてカワイイけれど、野生動物をかまったり餌をやってはいけないと思いスルーしました。そういえば、近場の千葉県内のゴルフ場で、目の前を猿が横切って走っていく姿を見たこともあります。


これが例えばアメリカのゴルフコースならどうでしょうか。私もアメリカに住んでいた頃、家の近くや公園でいろいろな野生生物を見かけました。北の方であればリスやアライグマ、南であればワニやアルマジロが出るかもしれません。

ネットで調べてみると、やはりフロリダ州のゴルフコースではワニが出没するようです。しかもＰＧＡツアー真最中のプロゴルファーたちの目の前で出現したことがあるそうです。そうすると、オーストラリアではカンガルーも？　これもカンガルーが大挙してゴルフコースに現れた写真が見つかりました。人間の領域に彼らが入ってきたというよりは、もともとこれらの動物の縄張りに人間が侵入してコースを作ったということでしょうか。

その5　命、このかけがえのないもの

最近、私には命の大切さを再確認した出来事が二つありました。

一つめは、伊勢エビの生き造りを目の前で見て、ショックを受けたことです。先日、夫とともに南房総に旅行し、温泉旅館に泊まった際のことです。夕食の伊勢エビのお造りは、料理長が私たちの目の前で用意してくれました。伊勢エビがテーブルに運ばれてきた時、まだ生きている状態で、動いていました。料理長は、鮮やかな手つきでエビをさばきましたが、包丁が入る瞬間には、私は思わず目を閉じてしまいました。調理の手際はとても良かったので、エビも痛みを感じる暇はなかったと思います。

それでも、生きているエビを殺すところを目にして、改めて、私たちは自分が生きるために殺生を行っているという事実が強く実感されました。それだからこそ、自分たちが食する生き物やそれをはぐくむ自然に対して、心から感謝するべきだと思いました。

もう一つは、うちのペットの犬が急病になった際のことです。うちの犬（ワンコと呼びます）はもう10歳で、この頃活気も筋力も次第に低下してきています。

ある朝午前4時に、ワンコは前の日の夕食をすべて吐いてしまいました。このワンコはもともと食べ物を噛まずに飲み込む癖があり、時々嘔吐することがあります。それで、私

も夫も最初は大したことはないと思っていました。
ところが、それから24時間以内に、間隔をあけてさらに2回吐いたのです。その合間には、特に様子に変わりはなく、食事も喜んで食べたので、大丈夫だろうと思っていました。でも脱水症がまず心配だったので、消化にも良いし水分も多いのでと、すりおろしたりんごをあげると、ワンコは美味しそうにペロリと食べました。私は、これで良くなるだろうと期待しました。

2日目の朝にはワンコはまだ元気はありましたが、疲れた感じになり、腕に抱き上げるといつもより軽く感じました。そこで初めて、私はこれはいつもと違うと感じました。

日中仕事をしている間にも、ワンコのことがどんどん心配になってきました。嘔吐を3度も繰り返したので、一時的なものではなく、腸閉そくや癌などのもっと深刻な病気ではないかと思えてきました。想像はどんどん膨らみ、しかも悪いほうへと広がっていきます。

やはり獣医さんに連れて行って点滴をしてもらおうと、夫と相談して家に帰りました。すると、突然ワンコの嘔吐は止まり、その後活気もすぐに回復しました。私たちは本当に良かったとホッとし、ワンコはすりおろしりんごが好物になったので、今も食事の上にそれを乗っけています。

普段は、与えられた命はそのままずっと存在するかのようにあたりまえに感じがちです。この二つの出来事を経て、命とは、かけがえのないものであるという思いを新たにしました。与えられた命に感謝の念を持ち、私も生きている時間を大切に使いたいと改めて思いました。

その6 ワンコから習ったこと

先日、テレビで犬の国際アジリティー競技会を初めて見ました。犬も飼い主も、走る、走る！　ハードルやトンネル、シーソーにポールなどといった障害物を、次々にこなして会場内をクルクル回ります。

そのコースはとても複雑で、「犬がここまでできるなんて」と、びっくりしました。例えばハードルが2個続いて並んでいても、最初のハードルは前から飛び、次のはぐるっと回って後ろから飛ばなければならない、といった具合の難しいルールです。飼い主も犬と並んで、時には先行して走りながら、腕や手で素早く指示を出します。そして、ゴールまでの正確さと速さを競うゲームです。

飼い主と犬の意思疎通の良好さ、あうんの呼吸、信頼の強さなど、目からウロコの情景でした。というのも、うちのワンコたち2匹といったら……むこうから言いたいことは一方的に要求してきますが、こちらの言うことはなかなか聞いてもらえません。とても私の指示で飛んだり走ったりはしてもらえそうにありません。せいぜい歩く方向を誘導するくらいです。それさえも時々背かれるという始末です。まあ、アジリティー競技をしていた犬たちとは犬種も違うので、それぞれ向き不向きがあるということでしょう。

うちのワンコ2匹は、どちらもシーズーの女の子です。10歳と11歳なので、もう老犬です。長い間一緒に暮らしているので、人間の家族のようなものです。先に述べたように意思の疎通は今一つですが、ワンコを2匹一緒に育てて観察するうちに、私はいろいろなことを学びました。

まず、犬も人間と同様に感情が豊かだということです。シーズーはかなりおとなしい犬種ですが、それでも食事や散歩、帰宅した際の出迎えなどの折々に好き嫌いや、嬉しい、怖いなどの感情の変化が感じられます。

さらに2匹が一緒に生活していると、お互いを意識したり、観察したりして、もっと複雑な感情も芽生えてくるようです。最初はお互いになんとなく遠慮して、相手が近づくと場所をどいてゆずったりしていました。

ところが慣れてくると、遊んでいる相手のおもちゃを取ったり、邪魔したり、意地悪したり、いろいろな場面で相手を意識した行動が見られるようになりました。食事やおやつなど食べ物が関する場面では、特に相手を良く観察しています。相手が何か食べ物をもらうようであれば、自分ももらわねば、と用意していたりします。競争心満々です。しかも、どちらも、相手のほうがより多くもらうのでは（？）と警戒している様子です。さまざまな感情の動きが人間っぽく思えて、思わず微笑んでしまいます。

私はこれまで、他人に対してうらやましく思ったり、ねたみやそねみなどを感じる気持ちなどは、「人間らしい」または「人間特有」のもののように感じていました。というのは、そういう気持ちは、単に好き嫌いなどの感情と比べると、もっと複雑なものに思えていたからです。

ところが、うちのワンコたちを見ていると、彼女らにもそういう、いわば「屈折した気持ちやそれによる行動」が感じられるので、これらの感情は動物でも存在する、つまり人間と動物に共通なもの、と理解するようになりました。考えてみれば、人間も動物の１種類なので、神経系のシステムなども動物と共通する点が多いだろうから、感情の起こり方も似ていて当然でしょう。

このように考えてくると、日々の生活の中で、自分が感じたり他人から受けたりするネガティブな感情や行動は、動物でも起こる感情だから仕方がないかも、と思うようになりました。従って、あまり思い込んだりせずに、気分転換したり、考え方を少し変えたりして、うまくやり過ごすことができれば良いと思います。

その7　withコロナで増えたもの、減ったもの

新型コロナウイルス感染の流行が始まった当初は、もともと鼻風邪のコロナウイルスの変種だから夏には治まってくるのでは、という期待がありました。ところが、現在も（２０２０年７月27日）新型ウイルスは世界中で猛威を振るっており、「ｗｉｔｈコロナ」

の生活は当分続くだろうという見込みになってきています。私たちの日常生活も否応なしに影響され、適応せざるを得なくなってきています。

「ｗｉｔｈコロナ」で増えたもの、まずはマスク着用と手洗い、消毒などの感染予防習慣です。医療従事者はもともと仕事中はマスク着用をすることが多いので、私たちは診療中や人と話す際にマスクをつけることにあまり違和感がありません。

　でも通勤時や往診の行き帰り、また買い物などの際にもマスクをしなければならないので、夏になるにつれ、いろいろと不都合が出てきました。女性の場合、まずお化粧が蒸れてマスクにくっつきます。マスクに口紅やファンデーションの色が付いてしまうと、ガラスのコップの飲み口に唇のあとが付くように、見栄えが悪くなってしまいます。

　マスクもまだ品薄で貴重品なので、しょっちゅう取り換えることもできません。私も最初は口紅をぬぐってからマスクをつけたりしていましたが、ある日、「そうだ、最初から口紅を塗らなければいいんだ」と思いつきました。どうせ人としゃべる時はマスク越しなので、と口紅を止め、ついでに薄化粧にしました。

　テレビでも外国人の方が「顔の下半分はお化粧しません」などと言っていたので、化粧品の消費量はかなり減っていると思います。ただし、逆に言えば目元が唯一のチャームポイントになるので、アイメイクはしっかりする女性も多いと思います。

　そして「ｗｉｔｈコロナ」で減ったものは、外出や外食の機会です。プライベートな外出は、食品や必需品の買い物などをできるだけまとめてすることが新しい習慣になりつつあります。いろいろなイベントや集会なども中止や延期になっています。

　医療に関することで言えば、全国レベルや地方レベルでの学会や、製薬会社が主催する講演会が中止になりました。その後、少人数の会議はオンライン会議で、学会や講演会もオンラインで受講できるようになってきています。ＩＴ技術は十分に進歩しているので、気軽にオンラインで情報が得られるのは、時間や労力の軽減にもなって良いことだと思います。一方、人々がスーツやドレスで着飾って出かけるハレの機会が減ったので、服飾関連の買い物はかなり減っていると思います。

　そのほか、減らしたくない外出の機会と言えば、健康の維持や増進に関するものでしょうか。うちの家で言えば、犬の散歩の際のウォーキングは必須ですし、私たち夫婦も近場にゴルフの練習に出かけては、体力づくりとストレス発散をしています。

　一般的には子供たちも、友達と戸外で身体を動かしたり遊んだりすることが、心身の発育上必須だと思います。また、高齢者も、家の中にこもってばかりでは運動不足や気分が落ち込んだりするので、散歩やデイサービスなどの活動参加は続けてほしいところです。

　このように心身ともに活動的になる機会を持つことで、精神力や体力、そして代謝機能や免疫機能もアップするのでおすすめです。スポーツに関する消費は、オリンピックやプロスポーツの試合の中止や延期などで大きな打撃を受けたでしょうが、一般の人がスポーツ用に使う服や靴などは、引き続き需要が高いと思います。特に機能の良いものや使い勝手の良いものは、人気が高いと思います。

最後に、「ｗｉｔｈコロナ」生活は好むと好まざるに関わらずこれからも長引きそうなので、感染のリスクを減らすことと、心身ともに活動的に保つことのバランスを取りながら暮らしていくことが重要だと思います。またこの機会に、人生にとって何が最も大切であるのかなどについて考える時間を持つのも良いと思います。

その８　美味しい！　フリーズドライスープ

新型コロナウイルス感染症が長引くにつれて、外出制限が次第に厳しくなり、食料の備蓄の機運が高まっています。インスタントラーメンなどは、簡単に作れるので人気があり、近くのスーパーでは一度に購入できる数が制限されています。

そのほかに長期保存できる食料というと、お米、缶詰、乾麺、そしてレトルト食品などが挙げられます。これらの食品は普段から食べる機会があるので、特に目新しく感じられません。

今回、私は、スーパーでフリーズドライの野菜スープを見つけ、初めて購入してみました。フリーズドライというと、昔、携帯用の離乳食を買って、子供たちに食べさせた記憶があります。軽いので、旅行などの際に持ち運びに便利でした。ただし、自分で味見をしなかったので、味のほどはわかりません。

カップ麺の中の具材もフリーズドライのようですが、これまでは、脇役にはなっても主役が務まるようには思っていませんでした。さて、買ってきた野菜スープを早速試してみました。お湯をかけて混ぜると、固形のフリーズドライスープがすぐ溶けて、とても便利です。スープの具の野菜も、私が思っていたより大きく、溶き卵風の卵もフワフワとスープに浮かび、味や食感も満足のいくものでした。レストランでランチセットに付いて来るスープよりも、余程美味しく感じられました。

調べてみると、おすすめのフリーズドライフードとして、スープやみそ汁のほかに、ピラフや雑炊、そしてパスタなどもあるようです。

フリーズドライとは、真空凍結乾燥法という食材加工法のことを指します。

まず、マイナス30度で食材を冷凍したあと、真空凍結乾燥機という機械に入れて真空状態にします。食材の中の水分は、真空状態では、氷の状態から一気に気体になって蒸発するという現象が起こります。その現象を利用して、食材を乾燥させる加工法です。

乾燥した食材は、もと水分が入っていた部分が空洞になりますが、お湯を注ぐとその空洞を満たし、元の姿に戻り、食べられるようになります。フリーズドライ食品は、常温で長期保存ができ、加工過程で熱を加えないので栄養価の損失が少なく、味や香りの変化も少ないという利点があります。軽くて携帯に適するので、登山食や宇宙食にも使用されているそうです。

自分がヒマラヤの頂上や宇宙の真空空間で、フリーズドライスープを飲んでいる情景を思い浮かべると、壮大な気分になって、外出制限で腐りかけていた気分が少し明るくなります。

さて、フリーズドライの技術は、食用だけではなく、ほかの目的にも使用されています。輸血用の血小板は、温度変動に弱く保存期間が数日程度と短いのですが、フリーズドライ技術を応用することによって長期保存が可能となるそうです。

また、精子や卵子もフリーズドライによって長期保存することができるようになり、水で元に戻すと生殖が可能な状態になるそうです。[*1] 実際にフリーズドライで長期保存された精子を使って、マウスやラットが誕生しており、しかも生殖能力を保っていることが証明されています。

精子や卵子は、冷凍保存が可能なことはよく知られていますが、フリーズドライでも長期保存が可能であれば、より手軽に保存できてよいでしょう。人間の精子や卵子でもフリーズドライできるかどうか、気になるところです。

その9　家庭料理をおしゃれに

実は外食のコースの中で、私がいちばん楽しみにしているのは前菜です。ある意味主菜よりも楽しみにしているかもしれません。前菜の盛り合わせなど、どんな材料がどう調理されて出て来るのかわからない場合があり、未知の楽しさがあります。

また、特に和食では、季節を感じさせる食材が工夫を凝らした味付けや盛り付けで出て来るので、嫌でも食欲が刺激されます。まさにアペタイザーです。私が用意する普段の食事では、わざわざ前菜を別に料理するのは大変なので、少し残ったおかずや野菜、チーズなどを探してちょっとした材料を見つけます。少し大ぶりの丸や四角いお皿に、料理を３種類か４種類載せ前菜風に盛り付けると、いつもより美味しそうに見えて家族にも評判が良いです。

次に食器ですが、私は以前からガラスの器が好きで、お皿やボウルなどいくつか揃えています。ガラスの透明感、冷えた感じなどが好きで、サラダや冷菜を食卓に出す時に使っています。

フレンチやイタリアンのレストランなどでもガラスの器に野菜サラダや前菜が盛られて出てくることが多いので、外食時には盛り付け方など学んでいます。ガラスの器にサラダを入れ、時間に余裕があれば冷蔵庫で少し冷やしてから出すと、なおフレッシュさが感じられて良いと思います。食器で目新しさを出すためには、そのほか、黒い色の食器や形や模様の個性的な器、一時はやった豆皿なども使っています。

また、地方の工房などで買い求めた食器を使う時には、旅行した際の情景なども思い出されて少し癒されるという効果もあります。

最後に、薬味やハーブを使うことについてです。もともと私は、お店と家で食べる日本食の大きな違いの一つは薬味ではないかと思っていました。料理人の作る料理は、薬味のアクセントをとても効果的に使っています。

例えば、焼き魚にははじかみ生姜が、田楽には木の芽が、そして汁物にはゆずが添えられます。それら脇役であるはずの薬味が、香りや味、そして食感にアクセントをつけて、料理の完成度をぐっと高めています。

これら料亭で添えられる薬味は、家庭では必要な時に必要な分だけ手に入れることが難しく、残念ながら普段使いには向きません。そこで家庭料理に添えるためには私はもっと一般的なものを多用しています。みょうがや紫蘇、そしてレモンなどです。もちろん、オクラやネギ、大根おろし、唐辛子、ニンニク、生姜も定番ですね。サラダや冷ややっこに乗せたり、肉料理に使ったり……。インド料理のレストランでバターチキンカレーに生姜の細切りが乗せられているのを見てからは、私も家で作るカレーに生姜を入れて自己満足しています。

また最近は、普段使いできる、いろいろな種類のドライハーブが市販されているので便利です。

30年以上前に私が結婚したころには、一般的には塩胡椒をミックスしたようなものがあったぐらいで、肉の香草焼きやタンドールチキンなどはレストランでないとなかなか食べられませんでした。今はいろいろなレシピも必要なスパイスもすぐ手に入ります。もちろん生のハーブがあればさらにレストランっぽい一品ができます。パセリ、バジル、ミント、クレソンなどは、ホームセンターで苗を買ってプランターなどに植えて育てることもできます。

私も毎年苗を買って来てプランターに植えますが、適切な水遣りを続けるのが難しく、そのうちしおれてしまいます。やはり庭に直に植えたほうが良いだろうと思って、ある年庭にいくつか植えたところ、そのうちローズマリーだけが巨大な樹に育って、ほかの植物を押しのけるようになってしまいました。ほどほどに植物を育てるのは、なかなか難しいものです。

その10 お弁当の思い出

私が12年余りのアメリカ生活のあと日本に帰国して生活するようになってから、もう10年以上が経過しました。

帰ってきた直後には、テレビをつけるとお笑い芸能人とグルメの番組があふれんばかりだったので、１９９０年代の自分の知っていた日本の番組と比べて軽いカルチャーショックに陥りました。

でも、今ではすっかり馴染んで、会社勤めの方のお弁当やお店でのランチを紹介する「サラメシ」は私の好きな番組の一つとなりました。日本風のお弁当は、ＢＥＮＴＯとして外国でも人気があるようです。

ということで、私も週に何回かお昼のお弁当を作って持って行っています。私のお弁当作りのモットーは、「品数、品数、品数」です。私は市販のお弁当を買う際にも幕の内弁当が好きなので、おかずがいろいろ入っていると嬉しくなります。

メニューは卵料理（と言っても大抵ゆで卵か卵焼き）、魚と肉料理、そして生野菜のサラダは定番になっています。週末から次の週の献立を考え買い物をし、日曜日には下ごしらえや調理をしておきます。

魚料理はシンプルに焼き魚が多く、塩鮭やサバ、西京漬けの切り身やみりん干しを焼くだけなので、調理は簡単です。肉は、チキンなら香草焼きや焼き鳥風、ポークは生姜焼きや野菜炒め、牛肉は肉じゃがにしたりごぼうと炒めたりなど、どれも簡単ですがお弁当で食べると美味しく感じた献立をリピートしています。

そのほか、カボチャやさつまいもの甘煮、青菜のお浸しなどを詰め、さらに空いているところはシューマイやちくわなどのかまぼこで埋めたりします。これだけ詰めると、自分で言うのもなんですがカラフルで豪華なお弁当になります。難はというと、たくさん作ると結構残り物が増えるので、それらは家での夕食時にまたお目にかかることになります。

これに比べると、20年ほど前私が生活していた頃のアメリカではお弁当作りはとっても楽でした。食パン2枚にレタスやキュウリ、ハムやチーズを挟んで出来上がり！　そしてサンドイッチを入れるためだけのビニール袋も市販されているので、サンドイッチはその袋に入れて、りんご1個やバナナ1本とともに職場に持っていきます。

食材はシンプルですが、スーパーマーケットの売り場に行くとたくさんの種類が並んでいるので、選ぶのがとても楽しかったです。パンは小麦のパンにライ麦パンなど、肉はローストビーフ、ポークハム、そしてチキンの胸肉やターキーなどの低脂肪のものも選べます。チーズもアメリカンチーズやスイスチーズなどいろいろあります。

そして、驚いたことにこんなに簡単なサンドイッチでも、ランチとしては良いほうの部類でした。アメリカ人の同僚は、大抵マカロニアンドチーズと呼ばれる冷凍食品を家から持って来ているだけでした。これはゆでたマカロニをチーズであえただけの冷凍食品ですが、それを電子レンジでチンして食べていました。ほかにはカップ麺だけだったり、ピザを温めたり、野菜のスティックだけの人もいました。昼食だから手を抜いているのか、栄養のバランスはどうなっているのだろう、と不思議でしたが、不足する栄養素はビタミンの錠剤で取るという話でした。

アメリカでは、私の子供たちにもサンドイッチを持たせて小学校や中学校に通わせましたが、ポテトチップス1袋だけを持って来てそれだけがランチという子供も結構いたそうです。ポテトチップスだけの昼食でよくあんな大きな体格に育つものだと驚きました。学校で給食を買うこともできましたが、メニューも乏しく大抵ピザ一切れということでした。

そういえば、私のアメリカでのお弁当の思い出はもう一つありました。ヒューストンの大学で研究をしていた頃です。

週末の土曜日はもちろん休日ですが、大抵半日仕事に出かけていました。どうして休みの土曜日にわざわざ仕事に出かけていたのか？　今考えると、子供たちは大学の寮に行ってしまっていたので、たぶん暇だったのでしょう。夫とともに朝から仕事に出かけ、半日仕事をしてお弁当を食べて、スポーツ施設で泳いだりエクササイズをして帰宅する、という習慣で、結構楽しんでいました。

この週末のお弁当は和食で、おにぎりとソーセージ、自家製の塩鮭、そして卵焼きというとってもシンプルなものだったように覚えています。ソーセージはこれまたアメリカンで、直径2～3センチ、長さ10センチくらいの太いもので、さらにハーブが入っていたり、チーズが入っていたりしてボリュームがありました。日本の肉質が均一なソーセージしか知らなかった私には目新しく美味しいものでした。そしておにぎりも外で食べると格別の味で、毎回同じでも全然飽きませんでした。

郷に入れば郷に従え、それぞれの国で適した食材のランチがあり、それぞれの楽しみ方ができると思います。

その11　マリファナ合法化のアメリカ

私は昨年（２０１９年）の年末に、娘の出産前後の手伝いをするためにアメリカ合衆国シアトル郊外を訪れました。

シアトルには、アマゾンやマイクロソフト、スターバックスといったアメリカを代表するような大企業が本社を構えています。シアトルの気候は、緯度が高いわりには温暖ですが、雨の日がとても多く、特に冬は空にいつも暗い雲がたちこめています。街路樹にはメイプルツリーが多く、大きな手の形をした黄色や茶色の落ち葉が歩道にたくさん散り敷いています。また、遠景には、モミノキやヒマラヤスギなどの針葉樹が何本も高くそびえ立ち、灰色の空をバックに、まるで墨絵か切り絵のような静寂が感じられます。

シアトルに住む人の話では、この都市ではうつ病になる人が多いそうです。また、シアトルのあるワシントン州は、マリファナ（大麻）が合法となっていて、マリファナ入りのクッキーなども店で買うことができます。暗い空が続いてばかりなのでうつ病になりやすいのか、抑うつのせいでマリファナを使いたくなるのか、そのあたりの関連はあるのでしょうか。

日本では、芸能人がマリファナ所持で逮捕されて大きなニュースになるので、シアトルのような観光地で普通にマリファナを買うことができるというのには驚きました。シアトルの観光案内でも、「自己責任で楽しみましょう」と細かい注意点などが出ています(https://visitseattle.org/)。アメリカでは50州のうち29州で医療用のマリファナが合法化されており、さらにそのうち9州では嗜好《しこう》品としても合法になっています。

12月初めに、日本経済新聞でも、「大統領選の隠れた争点『大麻の合法化』」という記事が出ました。それによると、マリファナは、weed や pot とも呼ばれており、アメリカでは成人の２人に１人は使用経験があるそうです。

合法化賛成派の意見では、嗜好品として合法化すれば、①警察がもっと悪質な犯罪を取り締まることに専念できる、②麻薬を合法的に販売することで、地方自治体の税収が増え、教育費などに使うことができる、③犯罪歴から削除することによって、マリファナを使用した人がその後仕事に就きやすくなる、などといった利点があります。逆に反対派の意見では、マリファナを吸っている人が運転すると、交通事故が増える懸念があります。


マリファナが合法化されたあとで、実際に交通事故が増えているのか調べてみました。いくつかの調査結果があるようで、ＣＮＮニュースの記事では、マリファナが合法化された州と合法化されていない州の交通事故の増加を比べていました。その結果は、合法化されたグループのほうが、交通事故がより増加しているということでした。

ただし、交通事故全体の数の比較なので、必ずしもマリファナ使用者が引き起こした事故が増えているのかどうかは明らかではないということです。


日本で、マリファナの合法化が近い将来に起きることは考えにくいと思います。しかし、目まぐるしく変わる社会において、絶対ということはありません。もしかすると、医療目的のマリファナ合法化はありうるかもしれません。

今後は、日本に住んだり働いたりする外国人もどんどん増えていく時代であると思われるので、医療や社会の常識もだんだん国際化されていくかもしれません。

第4章

今役立つ
認知症のアドバイス

この章では、認知症のいろいろな段階でのアドバイスに関したエッセイを集めました。順番としてはそれぞれ認知症予防、認知症を疑う症状、認知症高齢者の在宅介護に関するエッセイ、そして最後に認知症や高齢者介護に関する相談窓口の情報を載せました。

認知症予防

その1　認知症を予防するには

あるドクターが認知症に関する講演を行ったあとに、参加者から「認知症にならないためにはどうすれば良いでしょうか？」と質問されたそうです。そのドクターは「そうですね、長生きしないことです」と答えた、という話を製薬会社の方から聞きました。ブラックユーモアのような答えですが、「高齢になればなるほど認知症の罹患《りかん》率が高くなる」という現象を逆に考えれば、そういうことになります。

それはさておき、認知症になるリスクを下げる方法はいくつか知られています。バランスの良い食事を取る、適切な運動をする、メタボ疾患（高血圧、糖尿病、脂質異常症）の予防または治療をする、タバコは吸わない、社会活動に参加する、などです。

これらは、健康的に長生きするために、医者が患者にアドバイスするのと同じような内容で、特に目新しくないようにも思えます。しかし、医学的にすすめるからにはきちんとしたエビデンスがあるのです。

２０１９年の5月にＷＨＯ（World Health Organization）から、認知機能低下および認知症のリスクを軽減するためのガイドラインが初めて出されました※。

彼らは身体活動（つまり運動すること）やメタボ3疾患のコントロール、食事内容など12項目についてさまざまな研究を集め、分析し、それぞれを認知症予防策としてすすめるかどうかの度合いの強さとエビデンスの質について検討し、論議し、結論を出しました。

それによると、強くすすめられるのは、身体活動、禁煙、バランスの取れた食事、高血圧と糖尿病の良好なコントロールでした。また、社会活動に参加することや、過度の飲酒はしないことがすすめられました。

逆に、すすめないものはサプリメントの使用と脳トレなどの知能訓練でした。サプリメント使用にて認知症や経度認知障害の発生率の低下には直接的な効果は認められず、知能訓練も認知能力の低下予防に結びつくというエビデンスの質は低かったとのことです。そして、ＷＨＯのテドロス事務局長（今や新型コロナウイルスで世界的に有名になった方です）は、これらの推奨事項について、「心臓に良いことは脳にも良い」とコメントしています。

一方、日本でどの病気がどんな生活習慣や持病と関連があるかなどという、疾患の疫学調査を行う場合に良く参照されるのが「久山町研究」です。これは九州大学が主となって、何十年にもわたって行っているものです。久山町は、福岡県福岡市に隣接した町ですが、その町の全住民を対象に健診や往診、そして亡くなった際には病理解剖を行って死因を明らかにし、膨大なデータを集積して解析や研究が行われています。

　追跡調査の精度も99％以上と高く、数十年にわたり病気の進行程度などを追跡できるので、前向き調査が可能となります。例えば、糖尿病と認知症の関連を調べる場合に、糖尿病のある人が高齢になるとどれくらい認知症を発症するのかということを、実際に同じ集団で追跡することができます。そのほかの地方では、住民もドクターも短期間で移動することが多く、何十年にもわたる追跡研究は非常に困難なので、久山町研究はとても貴重で信頼性の高い研究であると評価されています。

　さて、久山町の認知症の疫学調査では、１９８５年から30年ほどにわたって調査が行われました。結論としては、高血圧の治療と糖尿病の予防と治療、運動、バランスの良い日本食が認知症のリスクを減らすのに有効である、ということでした。[*1]

　ＷＨＯのガイドラインと比べてみると、ほぼ同じ内容となっていますが、詳しく見るとおすすめの食事の品目が少し違います。ＷＨＯでは「地中海料理をすすめるが、牛乳・乳製品摂取は抑えること」というアドバイスですが、久山町研究のおすすめは「日本食プラス乳製品」となっています。これは、調査の対象となった人々の食習慣の違いによるものと思われます。

地中海料理の代表的な食材としては、オリーブオイルやトマトなどの野菜、穀類、豆、ナッツ、果物、魚、鶏肉を中心とした食事に少量のワインなどがあります。地中海風の食事を主とする人々は乳製品の消費も多いのですが、乳製品は抑えたほうが認知症のリスクを減らすのに効果的であろうということです。

一方、一般的な日本食ではまだ乳製品の摂取が少なく、追加するほうが良いという結果になりました。地中海料理または日本食などのバランスの良い食事と少量のワインまたはお酒で、ほろ酔い気分を楽しみ、認知症も予防したいものです。

※Risk Reduction of Cognitive Decline and Dementia. WHO Guidelines, 2019

その2　もふもふ：なでる効果

ＮＨＫのテレビで、ペットの動物たちが登場する「もふもふモフモフ」という番組があります。タイトル通り、動物たちの毛がもふもふ、ふわふわ、ふさふさして癒される象徴となっているようです。猫カフェや犬カフェがはやりとなったように、もふもふした動物を見ると、「抱っこしたい」「撫でてみたい」という欲求が湧きます。そして実際に撫でてみると、その優しい感触に癒され、精神的に豊かになった感じがします。

逆に、ペットの動物のほうも撫でられるのが好きなようです。私の家では2匹の犬を飼っていますが、どちらも撫でられるのが大好きです。背中をなでてやると、「お腹も撫でて」と言わんばかりにお腹を見せて催促します。

どちらも長毛種のワンちゃんで、栄養も良いので（片方がアレルギーがあるので食事は手作り）、毛並みも綺麗です。前はビロードのような肌触りでしたが、今は10歳を超えた老犬なので、使い古した毛足の長いタオルのようになっています。それはそれで愛おしく、「長生きしてくれて有難う」と思いながら愛でています。

さて、「なでる」ことには気持ちが良い以外の効果があるのでしょうか。子供が怪我をした時などに、「痛いの痛いの飛んで行け」などとなでながらおまじないをしますね。また、自分でも関節や筋肉に軽い痛みがある時になでたりさすったりすると、少し良くなる感じがします。その他の物理的な刺激としては、マッサージなどの圧力、そしてちょっと違う種類ですが、温泉や湿布で温めたり冷やしたりする温度刺激などもあります。

最近、群馬大学の柴崎ドクターが率いる研究チームが明らかにしたところでは、なでたりさすったりする物理的な刺激が、障害された部位の神経細胞の軸索突起を伸ばし、再生を促すそうです。[*2]

生物学的な機序としては、まず物理的な刺激によってＴＲＰＶ２と呼ばれる蛋白質がその場所に急速に移動し集まります。このＴＲＰＶ２はセンサーとして働き、物理的な刺激から起こる振動によってスイッチが入りますが、集積していることでその反応が増幅されます。

ＴＲＰＶ２が活性化されると、神経細胞外から大量のカルシウムイオンが細胞内へ流入します。そしてその神経細胞の細胞骨格の再編成が起こり、神経の突起が伸び、再生が促されるという仕組みだそうです。この機序で障害部位が再生し、機能改善につながることが期待されています。

私の経験では、なでたりさすったりする触覚による優しい刺激は、身体やメンタルが弱っている時に特に効果を発揮すると思います。

私は毎年健診で胃カメラの検査を受けていますが、検査中に嘔気を繰り返し感じていつも苦しい思いをします。昨年は検査中に介助の方に背中をさすってもらい、すごく楽に感じられ、終了時に思わずお礼を言いました。

もう一つ思い出すことは、以前飼っていた犬が亡くなる日の前の夜のことです。ワンコはもう老衰で何も食べられず、飲めず、目をつぶって自分のクッションにじっと横たわっていました。そして、オオカミの遠吠えのように吠え始めました。細く、長い鳴き声で、何度も繰り返し……。

普段は静かでほとんど鳴かない犬だったので、本当に心細く感じて怖く思っているんだと、私は胸が締め付けられるようでした。名前を呼んでも全然聞こえていないようで、まったく反応しませんでしたが、背中をなでながら、「ここにいるからね。大丈夫だよ」と言うと、安心したように鳴きやみました。そのあと眠りに就くまでさすり続けました。

そして明け方までに息を引き取りました。最後になでてあげられて良かったと思いました。

さらに調べたところ、動物をなでる刺激で脳内麻薬と呼ばれるβエンドルフィンという神経伝達物質が分泌されるということです。このβエンドルフィンは、痛み刺激や運動などのストレスがある際や、逆にリラックスしている場合などに分泌され、さまざまな効果があるそうです。

まず、脳内麻薬の名前の通り強い鎮痛効果があり、そのほか免疫系を活性化させたり、多幸感をもたらし、脳の活動を活発にするという効果などもあります。そういえば、アニマルセラピーやセラピードッグなども良く聞く言葉ですね。動物と触れ合うことで、認知症を予防したり改善するほどの効果はないとしても、一時的にでも精神的に癒されたり脳が活発になるのは良いことではないでしょうか。

認知症を疑う症状

その3　認知症のご近所トラブル

認知症高齢者が身近にいない一般社会で生活している方は、高齢者の認知症状によるトラブルにあっても、認知症が原因だとはなかなか気がつかないものです。

先日、私が銀行に行った際に目撃したトラブルです。高齢者の男性が通帳を失くしたようで、カウンターで中年の男性行員が対応していました。聞こえてくる内容では、どうも失くしたのはこれが初めてではないようです。

行員さんは憤慨して、「何度も失くされると困るんです」「しょっちゅう新しい通帳をお出しすることはできません」「これからはうちではなく、ほかの銀行と取引をしてもらうようになるかもしれません」と、次第にイライラしている様子です。高齢者の方の声は聞こえませんが、ほかの銀行はどこにあるのか、と聞いているようです。行員は、「知りません、別のところを探して下さい」と言っています。

私は、きっと認知症で通帳を何度も失くしてしまうのだろう、と推測し、さらに金銭の管理もできなくなっているだろうから、家族に連絡して何とかしてもらったほうがいいかな、と思いました。

そこで、私が別のカウンターに呼ばれた際に、「あちらの方はたぶん認知症なので、地域包括支援センターに連絡してみて下さい」と小声でアドバイスしました。早速その通りにされたようで、後日、私がその銀行を訪れた際に、行員の方にお礼を言われました。

高齢化社会と言われて久しいわが国では、一人で生活している高齢者はかなりの人数に上ります。これらの人々は、自分で買い物やいろいろな支払い、病院通いや趣味の活動、人付き合いなどをされていると思われます。長年特に問題なく過ごしてきたのでしょうが、もし認知症が進んできたら、独力で日常生活を送ることが困難になり、家族の見守りや世話、または介護のサービスが必要になってきます。

日常生活動作を指す言葉には、介護の分野で使われている用語として、ＡＤＬとＩＡＤＬがあります。ＡＤＬとは、Activity of Daily Living の略で、基本的日常動作と訳され、食事、更衣、整容、排泄、入浴などを指します。

ＩＡＤＬとは、Instrumental ＡＤＬの略で、手段的日常生活動作と訳され、ＡＤＬよりも複雑な動作である、買い物や洗濯などの家事全般、金銭管理、服薬管理、交通機関を使っての移動などが含まれます。認知症が始まると、まずＩＡＤＬがうまくできなくなり、さらに認知症状が進行してくるとＡＤＬにも障害が出てきます。ＩＡＤＬに障害が出てきた時点で、近所や地域の方が気づき、適切な報告や対処をすることが重要だと思われます。

ＩＡＤＬの障害とは、具体的にはどんなことでしょうか？　例えば、今までできていた料理や家事がきちんとできなくなり、料理の味付けがおかしくなったり、調理器具がうまく使えなかったりします。鍋を焦がしたり、食材を冷蔵庫に入れっぱなしで腐らせたりします。

また、日付けを覚えるのが苦手になり、予定した外出がその通りにできなくなります。従って、病院に通院するのをやめたり、薬をきちんと飲めなくなったりします。買い物では、同じ物を何度も買ったり、逆に支払いをせずに商品を持っていこうとする場合などがあります。このようにいろいろな障害が出てくるわけですが、案外本人は困っていないことが多いようです。普通にご飯を食べて、きちんと薬も飲んで生活していると思い込んでいることが快々としてあります。

さらに認知症状が中等度に進行すると、物盗られ妄想や幻覚、作話などが出てきます。物盗られ妄想は、お金や物を失くしても（実際は置き忘れが多いのですが）、「誰かが盗っていった」「泥棒が来た」などと思い込むことです。そのわりには深刻さがないことも特徴的です。

しゃべるのが好きな高齢者の場合には、近所の人に、「ごはんを食べていない」「死にたい」などと言って回る人もいます。食べていないと言うのは、食事をしたことを忘れてしまうからで、実際はちゃんと食べていたりします。「死にたい」と言うのは、本当にうつ病などで切羽詰まっているのか、実は心配されたり相手をしてほしいからなのか、判断に困るところです。

また、独居なのに「友達と住んでいる」と言ったり、逆に最近息子と住み始めたのに、「一人で住んでいる」と言い張ることもあります。物忘れが進行したという症状以外にも、理解力や判断力が低下し、現実認識ができなくなってきます。

身近にいる高齢者に、これらの言動を見かけて認知症を疑ったら、そして家族などが面倒を見ている様子もなければ、地域包括支援センターや役所の高齢者福祉課などに報告や相談をして、対処してもらうのが良いと思います。

その4　独居老人が認知症になった時

２０１８年10月１日付の日経新聞で、「認知症、高齢者４人に１人」という記事を読みました。認知症とその予備軍であるＭＣＩ（軽度認知障害）を合わせると、65歳以上の高齢者の25％に上ると推計されるということです。従って、今後人手や費用がよりたくさん必要になると結論付けられています。

もし高齢者が認知症になっても、適切なケアを家族から受けられる、または施設で受けられる場合には、比較的問題ないでしょう。社会的にいちばん問題になるのは、高齢者が独居または高齢者だけの世帯で暮らしており、認知症が進んできた場合だと思われます。

私は、佐倉市役所と志津北部地域包括支援センターの方々とともに、「認知症初期集中支援チーム」というプロジェクトに2年以上参加し、活動しています。このプロジェクトは、地域内の高齢者に認知症の症状が見られているにも関わらず、適切なケアが行われていない場合に、医療や介護のサービスを開始する援助を行うというものです。実際に問題となるケースは、高齢者の単独世帯または高齢者だけの世帯のことが多く見られます。

私たちの活動は、地域住民などから、近隣の住民が認知症ではないかという報告を受けて始まります。具体的な内容としては、「同じことを繰り返して言うが、意味がわからない」「集金に訪れてもお金を払ってくれない」「家に引きこもって、外に出て来ない」などです。

そのほか、高齢者が近所で迷子になったり、家がごみ屋敷になっているという場合もあります。こういった報告を受けたら、センターの職員が調査に出かけます。

まず、本人との対面にて情報を聞き取ったり、話しながら本人を良く観察したり周りを見渡して、普段の生活状況を類推します。食事はきちんと食べているか、服や身なりは清潔に保たれているか、掃除などはできているかなどを見極めます。それから私も参加してミーティングを開き、今後どう対応して当該高齢者をサポートしていくべきかの方針を決めます。

近くに若い世代の家族がいれば連絡をして、病院受診や介護サービスの利用または施設入居などの手段を取ってもらいます。しかし、家族が遠方に住んでおり、高齢者の認知症の状態をまったく把握していない、または軽く考えていたりすると、対応がなかなか進まないことがあります。

また、高齢者本人も病識がなく、病院受診や介護認定の申請などを受け入れてくれない場合があります。独居の方は、特にその傾向が強く見られます。「どこも悪くないから」「病院は嫌いだから」などと、もっともらしい理由を言って、受診を避けようとします。本人の合意がなければ無理に診察や検査はできないので、何とか説得を試みます。

うまく説得できて私たちのクリニックに連れてきてもらえば、詳細な問診、一般的な診察と血液検査、そして長谷川式認知症スケールなどの認知症の検査をします。その結果によって、薬での治療を検討したり、介護認定を申請したり、どの程度のケアが必要か相談します。最近、90代の高齢者で、デイサービスを無事導入できた方がいます。それまでは家に閉じこもっていたのですが、幸い私のすすめを素直に聞き、介護サービスを受け入れてくれました。そして、デイサービスに通い始めると、次第に表情や態度も明るくなり、それまで見られていた被害妄想や体調不良の訴えなどもかなり少なくなりました。

今後も独居の高齢者が増え、地域で認知症の方々に対応していかなければならない事例が増えてくると思われます。ご家族や近隣の住民の方が地域の役所や包括支援センターに相談し、高齢者の意向も尊重しながら一緒に対応していくのが良いと思います。

認知症高齢者の在宅介護

その5　高齢者世帯の認知症介護

高齢者世帯で暮らしていると、当たり前のことですが2人ともさらに歳を取り、身体が衰えてきます。中高年の人でも、若いころの自分と比べると年々身体の衰えを感じると思いますが、高齢者の衰えの速さはその比ではありません。場合によっては半年や1年で、自転車に乗っていた人が歩くのも困難になったり、急に物忘れや認知症が進んだりします。そして、足腰の衰えや内臓疾患の進行などで日常的な生活機能が損なわれてくると、「老老介護」や「認認介護」と呼ばれる状態になってきます。

夫婦の片方に介護が必要になると、必然的にもう片方が手助けをすることになります。圧倒的に多いのは、奥さんがご主人を介護する場合です。一般的に奥さんのほうが年下であることが多く、また女性のほうが同じ年齢でも心身ともに元気なことが多いことがその理由でしょう。

そして、女性はこれまでの人生で、大抵家族や子供の面倒を見てきているので、ご主人の介護もあまり違和感なくできることが多いです。ケアマネとも相談しながら、デイサービスやショートステイなども取り入れ、上手にケアプランを遂行させ、しかも自分のやりたいことをできる時間も持ちます。ご主人に対しては結構厳しい面もあり、リハビリ主体のデイサービスに参加させたり、運動機能が衰えないようにはっぱをかけたりします。

このように涙ぐましい奥さんの支えがあっても、やはり2人ともさらに衰えてきます。もし、ご主人が身体的にだけ衰えるのであれば、車いすからベッド上へとケアを適応させていくのも比較的スムーズです。けれどもご主人の認知症が中等度以上に進行してしまうと、精神的にも介護の負担が重くなります。

例えば、理解力が低下してこちらの言うことがわからなくなる上に、同じことを何度も何度も繰り返して言ったり聞いたりし、それが一日中繰り返されるようになったら……。さらに暴言や暴力が見られるようになると、介護がとても困難になります。

また、逆に奥さんが事故や転倒、急病で入院や手術が必要になったりすると、一挙に介護できなくなります。そのような場合には、一時的には介護が困難になりますが、女性の方々は現実を受け入れ、対処する術を心得ていることが多いので、大抵大丈夫です。子供やケアマネ、かかりつけ医などに相談して、ご主人を施設に入れたり、ケアサービスを増やしたりして何とか乗り越えます。

ところが、ご主人が奥さんのケアを主に担う場合には、このようにことがうまく運ばないことがあります。男性は、これまでの人生でも家庭外での仕事が主で、家で家族の世話をするのは慣れていないことが多々あります。

もちろん、家事の得意な男性もいますし、上手に介護サービスを利用してうまく生活を回している方々もいらっしゃいます。問題となるのは、奥さんが認知症になり、しかも自分が世話する羽目になることを想像もせず、認知症や介護の知識もなく、現実を前にしてどうして良いかわからないご主人たちです。

彼らは料理や掃除・洗濯などの家事は何とかこなせますが、奥さんの認知症が進行していくのを呆然と眺め、どうにか良くならないだろうか、と願っています。奥さんが訳のわからないことを言い出すと、そのたびにショックを受けて立ち直れないほどです。

一方、責任感は強く、子供達には負担をかけたくないので、自分で何とかしようと悲壮な決意をします。先日このようなご主人に、「家をバリアフリーに改装して、今後介護がしやすいようにしようかと思っています」と相談されたので、それは止めるようにとアドバイスしました。一人で奥さんの介護をすべて担わず、デイやショートなどのサービスを取り入れる、長期的には施設入居も視野に入れることを提案しました。

ご主人も持病があって、この先体力的にも介護が続けられるかどうかわかりません。「もしご主人が先に亡くなったら、奥さんはそれこそ困るでしょう。ケアはプロに任せていくようにして、自分の人生をもっと考えて下さい」と話しました。

その次の診察日には娘さんも同席され、「先生に今後のアドバイスをしてもらって助かりました。父も私の言うことは聞かないものですから。私も、母の下の世話が必要になったら施設入居が必要だと思います」と感謝されました。とは言っても、私の実の父親も私の言うことはなかなか聞いてくれませんが。

その6　廃用症候群と四肢の拘縮

アルツハイマー型認知症が進行し最終段階になると、発語がほとんどなくなり、自分で歩いたり座った姿勢を保つこともできなくなります。そのころになると、手や脚の関節が固くなり、拘縮と言われる状態になることがしばしば見られます。拘縮すると自分で手足が動かせないだけではなく、ほかの人が動かすのも困難になります。この段階になると日常生活全般に全介助が必要になるわけですが、拘縮があると、介護者によるベッドから車いすへの移乗などが困難になってきます。

アルツハイマー型認知症の国際的進行度を示すＦＡＳＴという分類によると、最終段階は7番目のステージ7と呼ばれ、さらにａからｆまでの亜段階に分けられています。ステージ7ａでは言語能力が低下し、5～6語までの言葉が発せられるのみになります。ステージ7ｂでは、語彙がただ1語のみになります。ステージ7ｃでは歩行能力が失われ、ステージ7ｄでは座位が保てなくなります。そしてステージ7ｅでは笑うこともできなくなり、ステージ7ｆの昏迷および昏睡という意識低下状態に至ります。

認知症が進行して寝たきりの状態になると、数ヵ月ほどで拘縮が出現してきます。外国の統計によると、7ａや7ｂの段階のアルツハイマー型認知症患者の40％に拘縮を認め、7ｄ以降では95％までに上るそうです※。

体全体の姿勢としては、膝や肘が曲がり、手首も屈曲し、手のひらも丸く握るような状態となり、胎児の姿勢に似てきます。また、神経反射でも、新生児にしか見られない反射が出てきたりします。いわゆる「幼児返り」のような状態になるわけです。大局的に見ると、人間がこの世に生を受けて成長し大人になって、今度は次第に衰え、最終的には土に還るという過程でしょうか。

認知症以外でも、いろいろな原因で歩いたり座れなくなって寝たきりになると、「廃用症候群」と呼ばれる状態となります。すなわち、使われない筋肉は筋力が低下し萎縮をきたし、ますます使えなくなってしまうということです。数ヵ月その状態であると、関節が固くなる拘縮も見られ、進行するとほとんど動かせなくなります。

拘縮のメカニズムは明らかではないようですが、結合組織の成分であるコラーゲンが増生し、筋肉が線維化するという報告があります[*3]。そして、関節を曲げる筋肉のほうが伸ばす筋肉より大きいので、曲げる力のほうが強く働き、曲がったまま固まってしまうようです。いったん筋力低下や拘縮が進行してしまうと改善するのは非常に困難なので、やはり予防することが大切だと言われています。怪我や手術が原因で、四肢や身体が動かせないのが一時的である場合には、早期から運動やリハビリを行って予防に努めることがすすめられています。

ところが認知症が進行していくつもの関節に拘縮が見られる場合には、予防はおろか改善させることも非常に困難です。進行するのを少しでも抑えられる方法があれば良いでしょうが、確実なものはないようです。その上、寝たきりになって身体が動かせないと、圧力がかかる身体の部分に褥瘡《じょくそう》ができやすくなります。

また、拘縮もさらに進行すると、手をギュッと強い力で握りしめて爪で皮膚を傷つけたり、手のひらの清潔が保てなくなり、真菌などによる感染症が起こったりします。これらはケアの工夫である程度予防や軽減ができます。例えば身体とベッドやいすの間にすき間を作らないようにクッションやタオルを置いて適切なポジショニングを保ったり、定期的に身体の向きを代える体位変換を行ったり、手にスポンジなどを握らせたりする方法などがあります。

※Clinical Stages of Alzheimer's. Fisher Center for Alzheimer's Research Foundation

高齢者介護の相談窓口

家族が認知症ではないかと疑った場合には、かかりつけ医または神経内科、特に物忘れ外来などの専門的な医療機関で診療を受けることをおすすめします。症状が妄想や幻覚などといった精神症状が主な場合には、心療内科や精神科も適切です。

介護関係の相談は、市役所や区役所の高齢者福祉課や地域包括支援センターが窓口です。要介護認定の申請の手続きやどんなサービスが使えるかについて相談できます。

要支援または要介護と認定されれば、ケアマネージャーを決めてケアプランを作成してもらいます。

介護保険が使えるサービスの種類には、次のようなものがあります。

訪問系サービス：訪問介護（身体介助・生活援助）、訪問看護、訪問入浴など
通所系サービスなど：デイサービス、ショートステイなど
住環境の改善：住宅改築、福祉用具貸与など
施設系サービス：サービス付き高齢者向け住宅、老人保健施設、グループホーム、介護付有料老人ホーム、特別養護老人ホームなど

訪問系サービスは、自宅に介護員が来るサービスです。排泄、食事、着替えの介助などの身体介助や掃除、洗濯、調理、買い物などの家事の援助をする生活援助、そして病院受診などを介助する通院介助などがあります。

医療的なケアが必要であれば、訪問看護ステーションなどから訪問看護師に定期的に来てもらい、血圧などバイタルサインのチェックや服薬確認、便通コントロールの調整、褥瘡などのケア、医師との情報交換などをしてもらいます。訪問入浴は、専用の簡易浴槽を家に持ち込んで、介護スタッフ２人と看護師１人の３人体制で行う入浴のサービスです。

通所系サービスなどは、要介護認定を受けた高齢者が定期的に施設に通ってそこで行われるサービスです。日帰りのデイサービスと、短期入所生活介護に属する宿泊を伴うショートステイがあります。施設では食事や入浴、排泄などの生活に必要な行動に加えて、レクリエーションや機能訓練などを交えて滞在時間を過ごしますが、必要に応じて身体介護が行われます。

介護の必要な高齢者をデイサービスやショートステイで預かってもらうと、本人も気分転換になったり集団生活に慣れて良いし、ご家族も自由な時間が持てるのでリフレッシュされると思います。

住環境の改善例としては、車いすや介護ベッドなどの貸与や手すりの設置など、保険が使えるサービスがあります。

施設系サービスでは、前述したようないろいろな施設があります。サービス付き高齢者向け住宅は、縮めてサ高住と呼ばれますが、安否確認や生活相談サービスができる住宅です。

老人保健施設は、在宅復帰を目的とする主にリハビリのための施設で、短期間が基本です。グループホームは、認知症対応に特化された施設です。身体の病気は比較的軽い、認知症高齢者同士が日常生活をともにして、家事や雑用などそれぞれができることを手伝ったりして、生活機能をできるだけ維持することを目標としています。

介護付有料老人ホームは、常勤看護師がいてさまざまな医療的なニーズに対応できる施設です。特別養護老人ホーム、略して特養は、連携または常勤の医師と看護師が療養指導を行い、要介護3以上の要介護者が入居できる施設です。

費用の点では、特養の多人数部屋がいちばん安く、従って人気がありますが、要介護3以上という制限もありなかなかすぐには入居できません。最近は特養でも個室の施設が増え、費用も高くなってきたようです。介護付有料老人ホームは入居金や費用の高いところが多いですが、看護師が常勤しているので、胃ろうや膀胱《ぼうこう》留置カテーテル、人工呼吸器のケアができたり、医師の指示で点滴や褥瘡のケアをするなど、医療的なニーズの高い入居者に対応できることが特徴です。ただし、施設によってはこれらの医療的なケアができない場合もあるので、確認が必要です。

ご自分の家族が入居する施設を決める際には、いくつかの施設の情報を取り寄せたり、見学やお試しの滞在をしたりして、最も適しているところを探すのがおすすめです。一般的には、身体疾患が重くその医療的なケアを優先する場合は常勤看護師がいる介護付有料老人ホーム、身体的には比較的健康で認知症があり人付き合いが好きであればグループホーム、高齢でもしっかりしていてあまり干渉されたくなければサ高住、などといった具合でしょうか。本人の希望や相性もあるので、それも考慮に入れられれば理想的です。

あとがき

私と同じ年代と境遇の方々ならたぶん考えたことがあるだろうな、ということを題材にしてエッセイに書きました。同じ年代というのは、50代、60代の方々です。そして同じ境遇というのは、子育てが終わり、仕事もそろそろ定年退職が近づきつつあり、人生の黄昏《たそがれ》時を過ごしている方々です。親は後期高齢者で、認知症があってもなくても介護が必要になってくる年齢で、自分はといえば、身体的にも精神的にも右肩下がりを自覚する年頃です。昔であれば親はとっくに亡くなり、自分もご隠居として日向ぼっこをしていれば良いような年齢でしょう。

ところが現在の統計では、60歳の女性にはまだ28年の平均余命があります。60歳の男性でも22年ほどあります※。そして20年後、30年後の自分の姿を想像すると、たぶん今の自分の親のような姿でしょう。

自然科学的に考えると、どの程度長生きするかは遺伝子がある程度決めてくれると思います。もし両親が亡くなっていれば、長生きした親類縁者を思い浮かべて下さい。それまでの時間、何をしたいか、何ができるでしょうか。まずは体調を整えておかないと、好きなこともできません。それに心身が大きく衰えてきている親のことも放ってはおけません。

私は10年以上高齢者の診療を主に行っているので、高齢者の医療と介護について、自分の経験に基づいた知識やアドバイスを第1章「認知症のリアル」にまとめました。これを参考に、そして第4章「今役立つ認知症のアドバイス」も読んで高齢の親や家族のケアに役立ててもらえば良いと思います。

決して自分だけで負担を背負わず、介護の資源やサービスを上手に利用して下さい。余裕を持って生活をすることが、長く楽しく生きる秘訣です。次に、自分の健康のケアをしましょう。何か持病があって治療中の方は、治療と通院を続けてコントロール良好にして下さい。

そして第2章「やっぱり健康がいちばん！」にあるような、ちょっとした身体の不具合のケアもおろそかにはできません。残りの人生をより健康に過ごせるように生活を見直し、食習慣や運動習慣を調整しましょう。生き延びて何をするのか、何か楽しみや生きがいがあるのがいちばんでしょう。生きがいは人によるでしょうが、何かこれというものがある方は幸せだと思います。第3章「ほっとアクセント」には、私が楽しみにしていることをその時々でいくつか紹介しました。

以前どこかでこんな話を読んだのを思い出しました。ある人の情報をすべてコンピューターに入力します。生年月日、教育歴、職歴、趣味や身長体重の計測値、家族や親類、友人、好きな食べ物などもろもろの情報を入れ、そしてその人が何についてどんな発言をしたか、こんな質問にどう答えたかなどの情報もすべて入れます。すると、そのコンピューターはその情報を統合し、与えられた情報にない質問をされても、あたかもその人のように考え、答えるようになる、という話です。そうすると、この本にまとめた私のエッセイは、私の一部のようなものでしょう。これを誰かが読んで、新しい発見があったり、何かについて考えるヒントになれば幸いです。

最後になりましたが、志津北部地域包括支援センターの皆さん、佐倉市役所高齢者福祉課の皆さんに、数年にわたり認知症初期集中支援チームとして一緒に活動していただいていることに感謝いたします。

実は私も最初は、病院に来たがらない人を診察するのは気が進みませんでしたが、皆さんの熱意に押されチームの一員として参加することになりました。この活動に参加したおかげで、認知症高齢者が適切なケアを受けていない場合がかなりあることがわかりました。

その原因としては、認知症高齢者自身や家族がきちんと現実を認識していなかったり、高齢者が介護サービスを嫌がったり拒否したりすることがあり、なかなか一筋縄では解決しません。やはりより多くの人々に問題提起をして、具体的なアドバイスをいくつか提示し、試行錯誤しながら進んでいくことが大切であると思います。

それから私の書いた文章をすべて最初に読んで間違いを直したり、感想を教えてくれ、いつも私を支えてくれている夫に感謝します。また自己満足で書いた私のエッセイを、読者にもわかりやすいようにと丁寧な編集のアドバイスを下さった幻冬舎ルネッサンス新社の担当者の皆様に感謝の意を表します。

参考文献

第1章

＊1 『認知症　専門医が語る診断・治療・ケア』池田学、中公新書、２０１０年

＊2 『記憶のしくみ　上・下』ラリー・R・スクワイア、エリック・R・カンデル、ブルーバックス、２０１３年

＊3 『老年期の感覚機能の低下―日常生活への影響』北川公路　駒澤大学心理学論集（ＫＡＲＰ）6: 53-59, 2004

＊4 有病率：どこまで増える認知症、朝田隆、臨床神経学 52:962-964, 2012

第2章

＊1 S Imai et.al., Effect of eating vegetables before carbohydrates on glucose excursions in patients with type 2 diabetes. J.Clin.Biochem.Nutr. 54 (1):7－11, 2014

＊2 H Kuwata et.al., Meal sequence and glucose excursion, gastric emptying and incretin secretion in type 2 diabetes: a randomized, controlled crossover, exploratory trial. Diabetologia 59:453-461, 2016

＊3 円背姿勢高齢者の呼吸機能及び呼吸パターンの検討、伊藤弥生ら　理学療法科学 22(3):353-358, 2007

＊4 上腕骨外側上顆炎の診療ガイドライン、島村安則ら　岡山医学会雑誌　123:141-144, 2011

＊5 J Abbasi, For mortality, busting the myth of 10000 steps per day. JAMA 322(6):492-493, 2019

＊6 『ウォーキングの科学』能勢博　ブルーバックス　講談社　２０１９年

＊7 『下半身に筋肉をつけると「太らない」「疲れない」』中野ジェームズ修一、大和書房　２０１３年

＊8 痛みと疼痛の基礎知識ー痛みの学説と電気刺激治療の歴史ー　小山なつ　理学療法学　40(8):726-731, 2013

＊9 『孤独のすすめ　人生後半の生き方』五木寛之、中公新書ラクレ、２０１７年

＊10 「経穴とは何か」　佐々木和郎　鈴鹿医療科学大学大学紀要 20: 15-26, 2013

第3章

＊1 T Kaneko, T Serikawa, Long-term preservation of freeze-dried mouse spermatozoa. Cryobiology 64(3)211-214, 2012

第4章

＊1　地域高齢住民における認知症の疫学：久山町研究　小原知之ら　九州神経精神医学 60(2):83-91, 2014

＊2　Sugio S et.al., Transient receptor potential vanilloid 2 (TRPV2) activation by focal mechanical stimulation requires interaction with the actin cytoskeleton and enhances growth cone motility. FASEB J, 31:1368-1381, 2017

＊3　関節可動域制限の発生メカニズムとその治療戦略、沖田実　理学療法学　41(8): 523-530, 2014

〈著者紹介〉
近藤 靖子（こんどう やすこ）
和歌山県和歌山市に生まれる。京都大学医学部および同大学院卒。医療に関しては麻酔科、眼科、内科、神経内科、老年内科の診療に従事。1994 年家族と共に渡米し、オハイオ州クリーブランドのクリーブランドクリニックにて医学研究を行う。その後、ニューヨーク州ニューヨーク市のマウントサイナイ医科大学、テキサス州ヒューストンの MD アンダーソンがんセンターにて医学研究に従事。2006 年末に帰国し、2008 年千葉県佐倉市にさくらホームクリニックを夫と共に開院し、主に高齢者医療を行う。現在、千葉県佐倉市ユーカリが丘に夫、2 匹の犬と共に住む。

認《にん》知《ち》症《しょう》のリアル
時《とき》をかけるおばあさんたち

2021年6月17日　第1刷発行

著　者　　近藤 靖子
発行人　　久保田貴幸

発行元　　株式会社 幻冬舎メディアコンサルティング
〒151-0051　東京都渋谷区千駄ヶ谷4-9-7
電話　03-5411-6440（編集）

発売元　　株式会社 幻冬舎
〒151-0051　東京都渋谷区千駄ヶ谷4-9-7
電話　03-5411-6222（営業）

印刷・製本　中央精版印刷株式会社
装　丁　　関 理沙子

検印廃止

ISBN 978-4-344-93483-2　C0095
幻冬舎メディアコンサルティング HP
http://www.gentosha-mc.com/